神经系统疾病诊断与防治

主编 黄帅

吉林科学技术出版社

图书在版编目（CIP）数据

神经系统疾病诊断与防治 / 黄帅主编. -- 长春 :
吉林科学技术出版社, 2023.10
ISBN 978-7-5744-0954-5

Ⅰ. ①神… Ⅱ. ①黄… Ⅲ. ①神经系统疾病－诊疗
Ⅳ. ①R741

中国国家版本馆CIP数据核字(2023)第200672号

神经系统疾病诊断与防治

主　　编　黄　帅
出 版 人　宛　霞
责任编辑　梁丽玲
封面设计　济南致中和印刷有限公司
制　　版　济南致中和印刷有限公司
幅面尺寸　185mm×260mm
开　　本　16
字　　数　186千字
印　　张　7.5
印　　数　1-1500册
版　　次　2023年10月第1版
印　　次　2024年2月第1次印刷

出　　版　吉林科学技术出版社
发　　行　吉林科学技术出版社
地　　址　长春市福祉大路5788号
邮　　编　130118
发行部电话/传真　0431-81629529 81629530 81629531
81629532 81629533 81629534
储运部电话　0431-86059116
编辑部电话　0431-81629518
印　　刷　三河市嵩川印刷有限公司

书　　号　ISBN 978-7-5744-0954-5
定　　价　96.00元

前 言

神经系统疾病难以自我恢复，常见的功能障碍包括运动、感觉、言语、吞咽、认知、心理等方面。功能障碍常导致患者无法按正常的生理方式活动，阻碍患者回归家庭、社会和工作。神经系统疾病治疗和康复依然是一个复杂的系统工程，如何降低病死率和致残率，是医学界普遍关注的热点。

本书从临床工作的实际出发，力求用最简洁的方式介绍神经常见疾病的治疗方案与康复措施。

目录

第一章　神经内科疾病常见症状与体征

第一节　意识障碍

一、意识障碍的概念

意识是中枢神经系统对内外环境中的刺激所做出的有意义的应答能力。它通过人的语言、躯体运动和行为表达出来。使人体能正确而清晰地认识自我和周围环境。对各种刺激能做出迅速、正确的反应。当这种应答能力减退或消失时就导致不同程度的意识障碍。

完整的意识由两个方面组成，即意识的内容和觉醒系统。意识的内容是大脑对来自自身和周围环境的多重感觉输入的高水平的整合，是高级的皮质活动，包括定向力、感知觉、注意、记忆、思维、情感、行为等，使人体和外界环境保持完整的联系。意识的觉醒系统是各种传入神经冲动激活大脑皮质，使其维持一定水平的兴奋性，使机体处于觉醒状态，临床上常说的昏迷、昏睡、嗜睡、警觉即视为不同的觉醒状态。

意识的改变从概念上分为两类，一类累及觉醒，即意识的“开关”，出现一系列从觉醒到昏迷的连续行为状态。临床上区别为清醒、嗜睡、昏睡及昏迷，这些状态是动态的，可随时间改变而改变，前后两者之间无截然的界限，其中昏睡和昏迷是严重的意识障碍；另一类累及意识的内容，即大脑的高级功能，涉及认知与情感，此类意识改变涉及谵妄、精神错乱、酩酊状态、痴呆和癔病等。

二、意识障碍的诊断

对意识障碍患者的评价首先要明确意识障碍的特点（如急性意识错乱状态、昏迷、痴呆、遗忘综合征等），其次就是明确病因。现将诊断步骤概括如下。

（一）病史采集

尤其对昏迷患者的病因判断极为重要，应尽可能地向患者的朋友、家属、目击者、救护人员询问患者发病当时的情况，既往病史以及患者的社会背景、生活环境。

1. 现病史

注意了解患者昏迷发病的缓急。急性发病，昏迷为首发症状，历时持久常为脑卒中、脑创伤、急性药物中毒、急性脑缺氧等。急性昏迷、历时短暂，提示痫性发作、脑震荡、高血压脑病、阿-斯综合征等。慢性昏迷或在某些疾病基础上逐渐发展变化而来，提示脑膜脑炎、脑肿瘤、慢性硬膜下血肿、感染中毒性脑病、慢性代谢性脑病（如尿毒症、肝性脑病、肺性脑病）等。

注意了解昏迷前出现的症状：昏迷前有突然剧烈头痛的，可能为蛛网膜下隙出血。昏迷前有突然眩晕、恶心、呕吐的，可能为脑干或小脑卒中。昏迷前伴有偏瘫的，可能为脑卒中、脑脓肿、脑肿瘤或某些病毒性脑炎、脱髓鞘脑病等。昏迷前伴有发热的，可能为脑膜脑炎、某些感染中毒性脑病、中暑、甲状腺危象、癌肿恶液质等。昏迷前伴有抽搐，可能为脑卒中、脑动静脉畸形、脑肿瘤、中枢神经系统感染、高血压性脑病、癫痫、妊娠子痫、脑缺氧、尿毒症、药物或乙醇戒断。昏迷前伴有精神症状，可能为肝性脑病、尿毒症、肺性脑病、血电解质紊乱、某些内分泌性脑病（肾上腺危象和甲状腺功能减退）或Wernicke脑病、脑炎、药物戒断。昏迷前伴有黑便的常见于上消化道出血，肝硬化患者常可诱发肝性脑病。昏迷前有恶心呕吐的，应考虑有无中毒的可能。

2．既往史

更能提供意识障碍的病因线索。应尽可能地向家属，有时是通过既往的经治医生来询问。

（1）心血管系统：卒中、高血压、血管炎或心脏病或许能提示意识错乱状态和多发梗死性痴呆的血管性原因。

（2）糖尿病史：糖尿病患者认知紊乱常由高渗性酮症状态或胰岛素诱发低血糖所致。

（3）癫痫发作；癫痫病史对持续痫性发作、发作后意识模糊状态或意识障碍伴有脑外伤患者可能提供病因诊断。

（4）脑外伤史：近期脑外伤常致颅内出血，时间久些的脑外伤可产生遗忘综合征或慢性硬膜下血肿伴痴呆。

（5）乙醇史：对乙醇依赖的患者更易出现急性意识错乱状态，原因有乙醇中毒、戒断、醉酒后、醉酒后脑外伤、肝性脑病及Wernicke脑病。酗酒患者慢性记忆障碍可能为Korsakoff综合征。

（6）药物史：急性意识错乱状态也常常由药物所致。如胰岛素、镇静催眠药、鸦片、抗抑郁药、抗精神病药、致幻觉剂，或镇静药物的戒断。老年人对某些药物认知损害的副作用更为敏感。而年轻人往往有很好的耐受性。

（7）精神疾病史：有精神障碍病史的患者出现的意识障碍常常是由于治疗精神病药物过量。如苯二氮䓬类药、抗抑郁药、抗精神病药。

（8）其他：对于性乱者、静脉注射药物者、输入被感染的血液及凝血因子血制品者及上述这些人的性伴侣、感染母亲的婴儿都有感染AIDS的危险。

发病时的周围环境和现场特点也应在病史中问及：①冬季，如北方冬天屋内生活取暖易导致CO中毒；②晨起发现昏迷的患者，应想到心脑血管病、CO中毒、服毒、低血糖昏迷；③注意可能发生头部外伤的病史和现场；④注意患者周围的药瓶、未服完的药片、应收集呕吐物并准备化验；⑤周围温度环境，如高温作业、中暑等。

（二）一般体格检查

目的在于寻找昏迷的可能病因。

（1）生命体征：注意血压、脉搏、体温和呼吸变化。

（2）皮肤及黏膜。

（3）头部及颈部。

（4）口部及口味异常。

（5）胸、腹、心脏及肢体。

（三）神经系统检查

仔细查体，搜寻定位体征，以确定病变的部位。

（四）观察患者

观察患者是否处于一种自然、合适的体位，如果和自然的睡眠一样，意识障碍的程度可能不深。哈欠、喷嚏也有助于判断意识障碍的深浅。张口及下颌脱落常提示患者的意识障碍可能较重。

意识状态有以下几种情况。

（1）意识模糊：是一种常见的轻度意识障碍。有觉醒和内容两方面的变化，表现为淡漠、嗜睡、注意力不集中，思维欠清晰，伴有定向障碍。常见的病因为中毒、代谢紊乱，也有部分患者可以表现大脑皮质局灶损害的特征，尤其当右侧额叶损害较重时。

（2）谵妄：是一种最常见的精神错乱状态，表现为意识内容清晰度降低。特点为急性发病，病程波动的注意力异常，睡眠觉醒周期紊乱，语无伦次、情绪不稳，常有错觉和幻觉。临床上，谵妄必须与痴呆、感觉性失语及精神病相鉴别。

（3）嗜睡：觉醒的减退，是意识障碍的早期表现。对言语刺激有反应，能被唤醒，醒后能勉强配合检查，简单地回答问题，刺激停止后又入睡。

（4）昏睡：较重的痛觉或大声的语言刺激方可唤醒，并能做简短、含糊而不完全的答话，当刺激停止时，患者立即又进入昏睡。

（5）浅昏迷：仍有较少的无意识自发动作，对疼痛刺激有躲避反应及痛苦表情，但不能回答问题或执行简单的命令。各种反射存在，生命体征无明显改变。

（6）深昏迷：自发性动作完全消失，肌肉松弛，对外界刺激均无任何反应，各种反射均消失，病理征继续存在或消失，生命体征常有改变。

三、昏迷的鉴别诊断

（一）判断是否为昏迷

通过病史询问和体格检查，判断患者是否有昏迷。一般不会很困难，但一些精神病理状态和闭锁综合征，也可对刺激无反应，貌似昏迷，需加以鉴别。

（1）醒状昏迷：患者表现为双目睁开，眼睑开闭自如，眼球可以无目的的活动，似乎意识清醒，但其知觉、思维、语言、记忆、情感、意识等活动均完全丧失。呼之不应，而觉醒-睡眠周期保存。临床上包括：①去皮质综合征：多见于缺氧性脑病和脑外伤等，在疾病的恢复过程中皮质下中枢及脑干因受损较轻而先恢复，皮质广泛损害重仍处于抑制状态；②无动性缄默症：病变位于脑干上部和丘脑的网状激活系统，大脑半球及其传出通路则无病变。

（2）持久植物状态：是指大脑损害后仅保存间脑和脑干功能的意识障碍，多见于脑外伤患者，经去大脑皮质状态而得以长期生存。

（3）假性昏迷：意识并非真正消失，但不能表达和反应的一种精神状态，维持正常意识的神经结构并无受损，心理活动和觉醒状态保存。临床上貌似昏迷。

（4）心因性不反应状态：见于癔病和强烈的精神创伤之后，患者看似无反应，生理上觉醒状态保存，神经系统和其他检查正常。在检查者试图令患者睁开双眼时，会有主动的抵抗，脑电图检查正常。

（5）木僵状态：常见于精神分裂症，患者不言、不动、不食，甚至对强烈的刺激亦无反应。常伴有蜡样弯曲、违拗症等，并伴有发绀、流涎、体温过低、尿潴留等自主神经功能紊乱，缓解后患者可清晰回忆起发病时的情况。

（6）意志缺乏症：是一种严重的淡漠，行为上表现不讲话，无自主运动，严重的病例类似无动性缄默症，但患者能保持警觉并意识到自己的环境。

（7）癫痫伴发的精神障碍：可出现在癫痫发作前、发作时和发作后，也可以单独发生，表现有精神错乱、意识模糊、定向障碍、反应迟钝、幻觉等。

（8）闭锁综合征：见于脑桥基底部病变，患者四肢及脑桥以下脑神经均瘫痪，仅能以眼球运动示意。因大脑半球及脑干背盖部网状激活系统无损，故意识保持清醒，因患者不动不语而易被误诊为昏迷。

（二）判断病变部位

根据昏迷患者有无神经系统损害表现、颅内压增高和其他系统的表现，可推测导致昏迷的病因是在颅内还是颅外，颅内病变又可根据其范围和性质分为幕上、幕下，局灶性病变还是弥漫性病变。

四、昏迷的病因

昏迷是最严重的意识障碍，并不都是原发于中枢神经系统的损害，也多见于其他各科疾病中。了解昏迷可能的病因对于临床医生工作中配合抢救、处理昏迷患者具有指导意义。

五、昏迷的实验室检查

（一）常规检查

有助于昏迷病因的定性和鉴别诊断。包括血、尿、便分析，尿素氮和肌酐的测定，快速血糖、血钙、血钠检测及血气分析、肝功能、酶学、渗透压、心电图和胸部X线片等。

（二）毒物的筛查

可对患者的尿、胃肠内容物进行毒物的检测。包括鸦片、巴比妥盐、镇静药、抗抑郁药、可卡因和乙醇等。

（三）特殊检查

（1）头颅X线片：因价廉、操作简便、快速而不失为基层医院常用的检查手段，对脑外伤具有重要的诊断价值。能发现颅骨骨折，有无颅内异物和颅内积气。如果见到脑回压迹、颅缝分离、蝶鞍吸收和扩大、颅骨普遍性吸收萎缩、蛛网膜粒压迹增大等常提示有颅内压增高。

（2）脑电图：疑似脑炎、癫痫发作后昏迷状态的患者，可行脑电图检查。此外，还有助于昏迷与闭锁综合征、癔病、紧张症的鉴别及脑死亡的判定。

（3）腰椎穿刺：高热伴脑膜刺激征者或暂时原因不明的昏迷患者应做腰椎穿刺以明确诊断。颅内压增高行腰椎穿刺后脑疝的发生率为1%～12%，如怀疑患者脑疝形成，应先行头颅CT检查，备好静脉注射甘露醇及抢救措施，以防发生脑疝。颅内压显著增高者，留取2～3mL脑脊液供生化、常规、涂片、培养用。对有出血倾向患者，穿刺可诱发脊髓硬膜外血肿。

（4）头颅CT检查：能迅速显示颅内结构，特别适用于颅脑外伤的急诊检查。在脑卒中的鉴别诊断中更有意义，虽然在脑梗死早期（24小时以内）可能难以完全显示梗死的部位，但对有无出血、出血的范围、中线结构有无移位、是否破入脑室等信息的提供有高度的准确性。不足之处对幕下结构显示不佳，对早期脑梗死、脑炎及等密度硬膜下出血等易漏诊。

（5）磁共振成像（MRI）：对后颅凹病变、脑肿瘤及脱髓鞘病灶比 CT 具有更高的灵敏度和准确度，尤其对脑肿瘤的诊断要优于 CT。对急性脑出血不如 CT，检查时间较长，因躁动或呼吸困难常使头位改变而影响图像质量。

（6）数字减影脑血管造影（DSA）：适用于疑似蛛网膜下隙出血的患者，可发现有无颅内动脉瘤或动静脉畸形。DSA 为有创性检查，并有一定的风险性。

第二节　失语症、失用症、失认症

大脑器质性病变引起高级神经活动障碍如失语症、失用症和失认症。这些症状单独或相伴出现，如 Broca 失语可伴面-口失用。

一、失语症

（一）失语症的理解

1．语言交流的基本形式

听、说（口语理解及表达）、读、写（文字理解及表达）。口语表达包括自发谈话、复述和命名。

2．失语症的概念

意识清晰，受损或丧失了后天获得性的对各种语言符号（口语、文字、手语等）的表达及认识能力，即脑损害导致语言交流能力障碍。

患者无精神障碍或严重智能障碍，视觉及听觉正常。无发音器官肌肉瘫痪，共济运动正常，不能听懂别人或自己的讲话，不能说出要表达的意思，不理解亦写不出病前会读、会写的字句等。

3．构音障碍

（1）构音障碍：因发音器官神经肌肉病变引起发音器官肌无力及运动不协调导致发声困难、发音不清、声音、音调及语速异常等。但能正常理解言语，保留文字理解（阅读）和表达（书写）能力，通过文字能进行交流。

构音障碍是纯言语障碍，不属于失语症，患者具有语言形成及接受的能力，仅在言语形成阶段不能形成清晰的言语。

（2）常见疾病：如肌营养不良症、重症肌无力等；延髓麻痹和面、舌瘫，小脑病变及帕金森病。

（二）失语症的分类

参照 Benson 近代失语症分类法，依据失语症的临床特点及病灶部位，结合我国的实际情况，制定国内常用的失语症分类。

（1）外侧裂周围失语综合征：病灶在外侧裂周围区，共同特点是均有复述障碍：①Broca 失语。②Wernicke 失语。③传导性失语。

（2）经皮质性失语：经皮质性失语又称分水岭区失语综合征，病灶在分水岭区，共同特点是复述相对保留：①经皮质运动性失语。②经皮质感觉性失语。③经皮质混合性失语。

（3）完全性失语。

（4）命名性失语。

（5）皮层下失语综合征：①丘脑性失语。②底节性失语。

（三）失语症的临床特点

大脑病变引起的失语症有 6 个方面的障碍：听理解、自发谈话、阅读、书写、复述、命名。因病因及病变部位不同，失语症类型多以一种语言障碍为主，伴有不同程度的其他语言功能障碍，或表现为全部语言功能受损，可伴有失用、失认或肢瘫等。

1．Broca 失语（运动性失语）

临床特征：口语表达障碍非常严重。

（1）相对较好的理解口语。

（2）特征性的电报式语言：语量少，仅限于实质词且缺乏语法结构。

（3）非流利型口语：即讲话费力，发音、语调障碍，找词困难。

（4）复述、命名、阅读及书写的不同程度障碍。

（5）较难理解有语法词及秩序词的句子：如分不清“猫比狗大和狗比猫大”。

（6）病位：优势半球 Broca 区（额下回后部），还可累及相应皮层下白质及脑室周围白质甚至顶叶及岛叶。

2．Wernicke 失语（感觉性失语）

临床特征：口语理解障碍十分明显。

（1）口语理解障碍：不能理解别人和自己讲的话，或仅理解个别词。

（2）答非所问。

（3）错语：患者不断地说，但因错语较多，不易被人理解。

（4）流利型口语：发音清晰，语法结构缺乏实质词，语量多，讲话不费力，正常语调。

（5）命名、朗读及文字理解障碍。

（6）复述及听写障碍：与理解障碍同时出现。

（7）病位：优势半球 Wernicke 区（颞上回后部）。

3．传导性失语

临床特征：明显的复述不成比例受损。

（1）听理解正常。

（2）伴不同程度的书写障碍。

（3）自发讲出正常的句子：患者口语清晰，语法结构、语义完整。

（4）错语复述：多为语音错语（如将“铅笔”说成“先北”）。

（5）病位：优势半球缘上回皮质或深部白质内的弓状纤维。

4．经皮质性失语

临床特征：复述较其他语言功能好。根据病变部位和临床表现分为经皮质运动性失语、经皮质感觉性失语、经皮质混合性失语。

5．命名性失语

临床特征：不能命名的失语。

（1）选择性命名障碍：口语找词困难、缺实质词，多以描述物品功能代替说不出的词，表现出赘语和空话较多，在所给的供选择名称中能选出正确的名词。

（2）理解及复述正常或近于正常：与 Wernicke 失语不同。

（3）病位：多在优势半球颞中回后部的颞枕交界区。

6．完全性失语（混合性失语）

临床特征：所有语言功能均有明显障碍。

（1）刻板性语言：口语表达障碍明显，只能发出“吗”“吧”“哒”等声音。

（2）理解、复述、命名、阅读和书写均严重障碍：预后差。

（3）通过学会非语言形式交流：如结合语境、表情、手势、姿势、语调变化等进行。

（4）病位：较大范围的优势侧大脑半球病变，如大脑中动脉分布区的大片病灶。

7．皮质下失语（尚存争议）

皮质下结构参与语言的过程，其病变影响了皮质语言中枢的血供及代谢从而产生失语。

CT 和 MRI 证实，局限于优势侧皮质下结构（如丘脑及基底节）病变引起的失语，但较皮质病变少见，症状不典型。

（1）基底节性失语：自发性言语受限，且音量小，语调低。

（2）丘脑性失语：音量小、语调低、表情淡漠、不主动讲话，且有找词困难，可伴错语。

二、失用症

（一）失用症的理解

（1）概念：指脑部疾患时，患者无意识及智能障碍，无运动麻痹、共济失调、肌张力障碍和感觉障碍，但在企图做出有目的或细巧的动作时不能准确执行其所了解的随意性动作。

患者不能正确地使用肢体功能完成已经形成习惯的动作，如不能按要求做洗脸、伸舌、吞咽、划火柴等简单动作，但在不经意的情况下却能自发地完成此类动作。

（2）左侧缘上回：是运用功能的皮质代表区，该处发出的纤维至同侧中央前回，再经胼胝体到达右侧中央前回。因此左侧顶叶缘上回病变产生双侧失用症，从左侧缘上回至同侧中央前回间的病变引起右侧肢体失用，胼胝体前部或右侧皮质下白质受损时引起左侧肢体失用。

在运动的意念指导下，一个复杂的随意运动，通过上、下运动神经元和锥体外系及小脑系统的整合而完成。

（二）临床类型及表现

1．观念运动性失用症

（1）日常生活不受影响：最常见的失用症，可自动地、反射地做有关运动。

（2）复杂的随意动作或模仿动作：不能按照指令完成。患者知道和说出如何做，但不能按指令做伸舌、刷牙等动作；进食时，可无意地自动伸舌舔留在唇边的米粒。

（3）病位：多在左侧缘上回，或运动区及运动前区病变，可能与动作观念的形成区（缘上回）

和执行动作的中枢间的纤维通路中断相关。

2．观念性失用症

（1）弄错动作的前后程序：失去做复杂精巧动作的正确观念，只能做复杂动作中的单一行为或一些分解动作，日常活动显得不正常。

（2）无模仿动作障碍：与其他失用症可同时发生。

（3）综合感觉缺失。

（4）病因：多为脑部弥漫性病变，如中毒、动脉硬化性脑病、帕金森综合征或神经症。

（5）病位：左侧顶叶后部、缘上回及胼胝体病损，或双侧病变所致。

3．结构性失用症

（1）空间关系的结构性运用障碍：患者能认识和理解建筑、排列和绘画的各个构成部分及位置关系，但构成整体的空间分析和综合能力出现障碍。

（2）与视觉性失认症可能有关。

（3）病位：非优势半球枕叶与角回间联合纤维中断所致。

4．肢体运动性失用症

（1）表现：多限于上肢远端，简单动作笨拙；失去执行精巧、熟练动作的能力，患者被动执行口令，模仿及主动自发动作障碍，如不能书写、扣衣和弹琴等。

（2）病位：双侧或对侧运动区（4 区及 6 区）及该区发出的神经纤维或胼胝体前部病变所致。

5．面-口失用症

（1）表现：不能按指令或模仿检查者完成面部动作，如眨眼、舔唇、伸舌、吹灭火柴等；但不经意时能自发地完成上述动作，运用实物的功能较好。

（2）病位：局限于左运动皮层的面部区域，则失用仅限于面部肌肉，可伴言语失用或 Broca 失语；位于左缘上回底面或左联合运动皮层区，可伴有肢体失用。

6．穿衣失用症

（1）表现：不能正确的穿脱衣裤，可合并结构性失用、偏侧忽视或失语等。

（2）病位：多由右侧顶叶病变产生，与视觉性空间定向障碍有关。

三、失认症

（一）失认症的概念

指脑损害时，患者在无视觉、触觉、听觉、智能及意识障碍等情况下，不能通过感觉辨认熟悉的物体，但能通过其他感觉通道认识该物。如看到手表，虽不知为何物，经过触摸表的外形或听到表走动的声音，而知其为手表。

（二）临床类型及表现

1．视觉失认

（1）表现：初级视觉无丧失，但对视觉对象本身与其概念间的联系中断，不能正确认识、描述和命名眼前看到的熟悉物品；包括物品失认、面孔失认、颜色失认、纯失读、同时性失认。

（2）病位：后枕叶、纹状体周围区和角回病变。

2．听觉失认

（1）表现：听力正常，不能辨别原来熟悉的声音。

（2）病位：双侧听觉联络皮质（如精神聋）、双侧颞上回中部皮质、左侧颞叶皮质下白质（如纯词聋）。

3．触觉性失认

（1）表现：患者触觉、本体感觉和温度觉正常，但不能单纯通过用手触摸来认识手中感觉到的熟悉的物体。

（2）病位：双侧顶叶角回、缘上回。

4．体象障碍

（1）表现：视觉、痛温觉和本体性感觉完好，但不能认识躯体各个部位的存在、空间位置及各组成部分之间的关系。表现为自体部位失认、偏侧肢体忽视、病觉缺失、幻肢症及半侧肢体失存症等。

（2）病位：非优势半球（右侧）顶叶病变。

5．Gerstmann 综合征

（1）表现：双侧手指失认、肢体左右失定向、失写和失算。

（2）病位：优势半球顶叶角回病变。

第三节　头痛

头痛是神经系统临床常见的最常见症状之一，引起头痛的病因较多。

一、病史

（1）头痛部位：全头痛提示高血压、脑肿瘤、颅内感染及肌紧张性头痛；一侧头痛提示偏头痛、耳源性头痛、牙源性头痛、颞动脉炎等；前头痛多提示鼻窦炎、痛性眼肌麻痹。

（2）头痛性质及程度：波动性头痛常见于偏头痛；剧烈头痛见于蛛网膜下腔出血、偏头痛及急性颅高压；中度头痛见于慢性炎症、肿瘤；轻度头痛多为紧张性头痛。

（3）病程：头痛时间越长，症状波动，功能性头痛可能性大；头痛时间短，症状持续并有加重趋势，器质病可能性大。

（4）发病速度：急性发病多为偏头痛、脑出血、蛛网膜下腔出血；慢性发病为肿瘤、慢性炎症。

（5）伴随症状：头痛伴恶心、呕吐可为偏头痛、脑出血、蛛网膜下腔出血；伴头晕多为颅后窝病变；伴动眼神经麻痹多为动脉瘤。

（6）诱发、加重和缓解因素：咳嗽后加重多为高颅压；坐起头痛加重多为低颅压；紧张、睡眠不足可诱发紧张性头痛；压迫颞动脉可缓解偏头痛。

二、症状体征

头痛无神经系统体征多是功能性头痛；伴脑膜刺激征见脑膜炎、蛛网膜下腔出血；眼球突出、眼外肌麻痹、球结膜充血见于痛性眼肌麻痹；伴 Brun 征多为第四脑室活瓣性病变；一侧头痛伴对侧肢体运动障碍脑出血可能性大；慢性头痛伴癫痫发作提示脑囊虫病、脑肿瘤等。

第四节　眩晕

眩晕这种症状是机体对空间关系的感觉障碍或平衡感觉障碍。临床上可将其分为 2 种：①前庭系统性眩晕（亦称真性眩晕），是由前庭神经系统病变（包括前庭末梢器、前庭神经及其中枢）所引起，表现为有运动幻觉的眩晕，例如，有旋转、摇晃、移动感。②非前庭性眩晕（亦称一般性眩晕），常由心血管疾病或全身性疾病所引起，表现为头昏、头胀、头重脚轻、眼花等，无外环境或自身旋转的运动觉。

前庭系统性眩晕中，通常又将内耳前庭至前庭神经脑外段之间病变所引起的眩晕，称周围性眩晕。前庭神经脑内段、前庭神经核及其联系纤维、小脑、大脑等的病变所引起的眩晕，称为中枢性眩晕。

周围性眩晕表现特征为眩晕呈旋转性或向上、下、左、右晃动的感觉，典型的真性眩晕为感到周围景物向一定方向旋转，即他动性旋转性眩晕，眩晕一般持续数分钟或数日，很少超过数周。眩晕程度多较重，以致不能超身或睁眼。眼球震颤明显，呈水平性或旋转性，有快、慢相，常伴有耳鸣、听力减退和迷走神经激惹的症状，如恶心、呕吐、脸色苍白、出冷汗、血压下降，躯体多向眼震慢相侧倾倒。前庭功能检查呈无反应或反应减弱。前庭周围性眩晕常见疾病有：内耳眩晕症，良性发作性位置性眩晕，中耳炎所致的迷路炎，前庭神经元炎等。

中枢性眩晕临床表现特征为眩晕呈旋转性或摇摆感、倾斜感、地动感，眩晕持续时间较长，可在数月以上。眩晕程度较轻，眼震呈水平、旋转、垂直或混合性，可无快慢相，眼震可持续数月至数年。眩晕程度与眼震不一致，可伴轻度耳鸣及听力减退，迷走神经激惹症状亦较轻，躯体发生倾倒方向不定。前庭功能检查多呈正常反应，前庭功能各项检查之间表现为反应分离。中枢性眩晕常见于脑干炎症、脑血管病、多发性硬化及颅内肿瘤等。

一、内耳眩晕症

内耳眩晕症又称梅尼尔综合征，为内耳迷路的内淋巴水肿所引起。其发病原因可能为血液循环障碍、自主神经功能紊乱、代谢障碍、变态反应、病毒感染等。大多数患者初次发病都在 50 岁以前，以发生于青壮年为多，男性多于女性。发病率约占眩晕患者的 9.7%～30%。本病临床特征为发作性眩晕，波动性、渐进性、感音性听力减退、耳鸣，耳聋，发作时常伴头痛、恶心、呕吐、腹泻、面色苍白、脉搏慢而弱及血压降低等。眩晕发作时患者往往卧床，不敢睁眼、翻身和转头，每次眩晕发作历时 1～2 天，即逐渐减轻而自行缓解。发作间歇长短不一，间歇期内一般无症状。

内耳眩晕症的原因至今未明确。治疗方法分为内科治疗与手术治疗两大类。

（一）内科治疗

1．一般治疗

卧床休息，饮食以半流质为宜，酌情给予静脉输液以维持营养，尽可能避开外界环境的各种刺激。

2．镇静药及安定剂

应用目的在于清除患者焦虑不安情绪，抑制前庭敏感度，以减轻眩晕，另外，尚有止吐作用。常用药物有巴比妥 0.03g，每日 3 次；地西泮 2.5mg，每日 3 次；异丙嗪 25mg，氯丙嗪 12.5～25mg 或奋乃静 2mg，每日 2～3 次。

3．影响内淋巴电解质平衡

（1）限制水和盐分摄入：部分患者可以有效地控制发作或减轻发作强度，24 小时液体摄入≤1500mL，禁止吃含盐较多的食物，有人建议每日盐限制在 0.8～1.0g。

（2）利尿剂：是利尿脱水的一种有效方法。研究表明：耳蜗血管及蜗旋韧带和内淋巴管的细胞与肾小管的细胞结构相似，利尿剂可同时影响耳蜗与肾脏的离子交换。常用双氢氯噻嗪 25mg，每日 3 次，螺内酯 20mg，每日 3 次，或呋塞米 20mg，每日 1～2 次。乙酰唑胺为碳酸酐酶抑制剂，致使钠钾及重碳酸盐类易于排出，故有减低内淋巴渗透压及利尿作用。于治疗前 3 天控制患者饮水及氯化钠摄入量，首剂为空腹一次服 500mg，以后每次 250mg，每日 3～4 次，10 天为一疗程。服药后第 8 天，可渐增加食物内的氯化钠含量。除口服法外，亦可用乙酰唑胺 500mg 溶于 10%葡萄糖液 250mL 中做静脉滴注，每 6 小时 1 次，根据病情可连续应用 3～4 次，然后改用口服法。Jackson 等认为对内耳有毒性作用的利尿药如呋塞米、依他尼酸等不宜应用，眩晕急性发作期间可用肾上腺皮质激素地塞米松 10mg 静脉滴注，每日 1 次，可迅速缓解症状。

4．影响耳蜗血管壁的渗透性

根据变感神经兴奋性过高导致耳蜗血管纹毛细血管收缩缺氧，继而渗透性增高的学说，可采用血管扩张药，以改善耳蜗血液循环，降低毛细血管渗透性。常用地巴唑、罂粟碱、烟酸、倍他司汀、山莨菪碱以及中药毛冬青、葛根等。

5．钙离子通道拮抗剂

它具有选择性阻断病变细胞膜的钙离于通道，且有改善内耳循环的作用。常用：盐酸氟桂利嗪 5mg，每晚 1 次，口服或尼莫地平等静脉滴注。

6．影响终末感觉器官和中枢神经系统活动性

（1）抗胆碱能药物：作用于自主神经系统，对控制前庭症状效果较明显。东莨菪碱 0.3mg，溴化丙胺太林（普鲁本辛）15mg，阿托品 0.5mg，口服，每日 3 次；山莨菪碱 5～10mg，肌注，每日 1 次。其中以东莨菪碱抗眩晕作用最强，不良反应小，可列为首选药。

（2）抗组胺药物：控制前庭症状最好。其抗眩晕机制可能系通过对中枢和周围神经系统乙酰胆碱的拮抗作用。常用药物有：苯海拉明每次 25～50mg，异丙嗪每次 12.5mg，茶苯海明片，本品含氨茶碱苯海拉明 50mg/片，每次 1～2 片，每日 3 次，小儿酌减。盐酸氯苯丁嗪（安其敏）每次 25～50mg，每日 2～3 次，作用时间长而持久，具有镇吐作用。除以上常用药物外，曾有人试用桂利嗪和地芬尼多，桂利嗪对前庭功能有显著抑制作用，对外周性病因引起的眩晕效果好，每次 15～30mg，每日 3 次，尚具有镇静作用；地芬尼多抑致前庭神经核的兴奋性，每次 25～50mg，每日 3 次。硫乙拉嗪止吐作用强，口服成人每次 10mg，服用 3～4 天后可完全控制恶心、头晕等症状。

（3）麻醉类药物：利多卡因对控制自主神经症状、眩晕耳鸣效果明显。急性期应用可明显缓解症状，用法为 1mg/kg 配成 0.5%～1%溶液，缓慢静推（注入 5～6mg/min），或 40～80mg 溶于 5%

葡萄糖液500mL中静脉滴注。

7. 中医治疗

祖国医学论述眩晕病因以肝风、痰湿、虚损三者为主，治疗方面概括于下。

（1）由于脏腑失和，痰火上扰，治宜和胆清火，除痰止眩，方剂为温胆汤加减。

（2）由于脾失健运，水浊中阻，治宜运脾引水，化湿除病，方剂为半夏天麻白术汤加减。

（3）肝炎盛以泻肝胆，清热为治，如龙胆泻肝汤。

（4）肾阴不足应滋肾壮水，用六味地黄丸。

8. 间歇期治疗

应注意休息，避免过度疲劳和情绪激动，低盐饮食，对发作频繁者，应继续应用上述药物治疗，以巩固疗效、减少发作次数。

（二）手术治疗

对反复发作的眩晕，或无间歇期已长期不能工作者，或听力丧失至少在30dB以上，语言辨别率＜50%，用药物等保守治疗半年以上无效者，应采用手术治疗。治疗原则为破坏迷路的前庭部分，尽可能保留听力。Fish把内耳眩晕症的手术治疗归纳为3种：

（1）保守性：内淋巴囊分流、减压与切开。

（2）半破坏性：前庭神经和前庭神经节切断术。该法可防止眩晕进一步发作而不影响其尚存的听力，用于两侧病变或一侧病变而希望保留其听力者。

（3）破坏性：迷路切除术和耳蜗前庭神经切除术，该法能持久地缓解眩晕症状，但因可导致手术侧耳聋，仅适用于单侧病变，且听力已严重而持久地受损者，双侧病变则不宜采用。

二、良性发作性位置性眩晕

在一个特定头位或头位变换时产生的眩晕称之为位置性眩晕，可分为2类，一类由中枢神经系统疾患引起，另一类由前庭外周性病变引起，称为良性发作性位置性眩晕。

良性发作性位置性眩晕常发生于50～60岁，女性多于男性。在眩晕患者中占18%，在睁眼做体位试验所见到的位置性眼球震颤中，有80%是本病。眩晕具有周围性、位置性的特点，让患者采取能诱发出眩晕的体位，一般在3～6秒后即出现眼球震颤，为旋转性或水平旋转性和易疲劳性。有些患者体位试验或在某种头位时可出现短暂的眩晕。本病呈良性、自限性病程，一般为散周或数月，但可复发。治疗原则如下。

（1）一般药物治疗：如扩张血管剂盐镇静药物，如地西泮、茶苯海拉明等。

（2）眩晕体操：定时做转头或卧于致晕侧，反复、逐渐进行，可以减轻症状。

（3）手术治疗：如眩晕发作较重，影响工作和生活，可以考虑做患侧半规管前神经切断术。

三、前庭神经元炎

该病为前庭神经元病毒感染所致，发病部位在前庭神经节或其上方前庭径路的向心部分，多发于青壮年，发病年龄一般较内耳眩晕症患者为早。43%患者在发生眩晕之前有上呼吸道感染史，有时两者可同时发生。临床症状表现为眩晕、恶心、呕吐，患者不敢睁眼，闭目卧床，动则症状加重。检查可见持续性眼球震颤，前庭功能变温试验不正常，以患侧前庭功能减低明显。治疗要针对眩晕及感染因素。眩晕的治疗可用镇静药。若有病毒或细菌感染，可用抗病毒及抗生素治疗，可给予血管扩张剂及激素治疗，预后良好，症状多在 3～4 周内缓解。

四、药物中毒性眩晕

由全身或耳局部应用耳毒性药物引起的眩晕，与药物直接损害前庭束稍感觉细胞有关，耳蜗也可同时受累。常见药物有：降低心输出量药物，降血压药尤其是交感神经节阻滞剂，造成视物或听声失真而引起幻觉的药物，镇静药中有吩噻嗪、三环类和苯二氮䓬类，催眠类药物以及含乙醇饮料等，均可影响前庭神经系统及运动协调功能。

然而，多数引起眩晕的药物，其诱发眩晕的机制均系其对迷路的毒性作用。常见的有氨基糖苷类抗生素（链霉素、庆大霉素和卡那霉素、新霉素）、利尿剂、水杨酸类和奎宁等。

第五节　晕厥

晕厥是一组由于一过性大脑半球及脑干血液供应减少，导致的伴有姿势张力消失的短暂发作性意识丧失综合征，是临床较常见的症状之一。

一、病因及分类

临床上根据晕厥的病因及发病机制不同分为 4 类。

（1）反射性晕厥：①血管迷走性晕厥（单纯性晕厥）；②直立性低血压性晕厥；③特发性直立性低血压性晕厥；丝颈动脉窦性晕厥；⑤排尿性晕厥；⑥吞咽性晕厥；⑦咳嗽性晕厥；⑧舌咽神经痛性晕厥。

（2）心源性晕厥：①心率失失常；②心瓣膜病；③心绞痛与心肌梗死；④原发性心肌病；⑤先天性心脏病；⑥左房黏液留及巨大血栓形成；⑦心包填塞；⑧肺动脉高压。

（3）脑源性晕厥：①各种严重脑血管闭塞性疾病；②主动脉弓综合征；③短暂性脑缺血发作；④高血压性脑病；⑤基底动脉性偏头痛；⑥脑干病变。

（4）其他晕厥：①哭泣性晕厥；②过渡换气综合征；③低血糖性晕厥；④严重贫血性晕厥。

二、临床特点

（一）典型晕厥的临床特点

晕厥发作的临床表现及程度不尽相同，这主要取决于发病机制及发作时的背景情况，晕厥一般具有突然发病、持续短暂、自发且不需任何特殊治疗即可完全恢复的特点。典型晕厥可分为 3 期。

（1）发作前期：可出现短暂而明显的自主神经症状和脑功能低下症状，如头晕、眩晕、面色苍白、出汗、恶心、神志恍惚、视物模糊、耳鸣、全身无力、打哈欠、上腹部不适等。此先兆持续数秒至数十秒。此时如患者取头低位躺卧姿势可防止发作。

（2）发作期：患者感觉眼前发黑、站立不稳，出现短暂的意识丧失而倒地。意识丧失约数秒至数十秒，＞15～20 秒可发生阵挛动作，而后迅速恢复。发作时可伴有血压下降、脉缓而细弱、瞳孔散大、肌张力减低等，可有流涎、尿失禁等，但神经系统检查无阳性体征。此期一般持续 1～2 分钟。

（3）恢复期：患者意识转清，可仍有面色苍白、恶心、出汗、周身无力等，甚至头痛、呕吐及括约肌失禁等。此期持续时间取决于晕厥发作的程度，轻者仅延续数秒钟，重者可长达数十分钟。晕厥发作后不遗留任何后遗症。

（二）常见晕厥的临床表现

（1）血管迷走性晕厥：是各类晕厥中最常见的类型，较多见于年轻体弱的女性。常有明显的诱因，如情绪紧张、恐惧、疼痛、注射、看到流血、闷热、疲劳、站立过久等。可有长短不一的前驱症状，继之出现意识丧失、跌倒，血压迅速下降，脉弱缓，患者很快恢复意识，如在 10～30 分钟内试图让患者坐起或站立，可导致晕厥再次发生。

（2）心源性晕厥：此类晕厥是由于心脏停搏、严重心律失常、心肌缺血、心脏排出受阻等原因引起血流动力学紊乱，导致一过性脑血供减少。患者多无前驱症状，发生特别迅速，与直立体位无关，有相应的心脏疾病症状和体征。

（三）晕厥与痫性发作的鉴别

晕厥与痫性发作的临床表现存在一定的相似之处，有时容易混淆，但两者有着完全不同的病因及发病机制，相应的治疗差别很大，因此，对它们的鉴别尤为重要。晕厥与痫性发作的鉴别要点见表 1-1。

表 1-1　晕厥与痫性发作临床特点比较

临床特征	晕厥	痫性发作
先兆症状	较长，可数十秒	短，数秒
发作与体位关系	多站立时发作	无关
发作时间	白天较多	白天黑夜均可，睡眠时较多
发作时皮肤颜色	苍白	青紫或正常
抽搐	少见	常见
尿失禁	少见	常见
舌咬伤	几乎无	常见
发作后意识模糊	少见	常见，可历时较长
发作后头痛	无	常见
神经系统定位体征	无	可有
心血管异常	常有	无
发作间期脑电图异常	罕见	常有

第六节　耳鸣

一、概述

耳鸣是神经科和耳科临床上常见的症状之一，是指外界并无任何音响刺激而患者却有持续音响感觉而言。造成耳鸣的病因很多，发病机制尚不清楚，耳鸣多属主观症状，客观检查较为困难。耳鸣与幻听不同，幻听虽在早期也有以耳鸣为首发症状的，但经历一定时间后就可以有具体的声响出现，如谈话声、流水声、钟表声等等。在听觉传导通路上任何部位的刺激性病变均可出现耳鸣。耳鸣可分为低音性和高音性两类。低音性耳鸣表现为嗡嗡之声，与神经系统疾患关系不大，多为外耳道、中耳部病变所致；而高音性耳鸣表现为吹口哨音或蝉鸣，多见于神经系统疾病的早期。神经系统疾病中以小脑脑桥角病变最为常见，如肿瘤（特别是听神经瘤）、蛛网膜炎等。当颅内压增高时，尤其是颅后窝病变，常有耳鸣，多为双侧性，严重程度与颅内压增高的症状平行，当颅内压缓解时，耳鸣也可消失。在面神经麻痹的恢复期，由于镫骨肌发生异常收缩，也可出现耳鸣，为低音调。此外，神经症和精神病也常有耳鸣症状。耳部疾患，特别是内耳眩晕症，耵聍栓塞、中耳炎、鼓膜凹陷等常可伴耳鸣症状，同时常伴耳聋。奎宁、水杨酸和链霉素等药物中毒时所致的耳鸣多为双侧性，高音调，常伴耳聋，且进行性加重。颈部疾病，如颈动脉瘤、颈动脉受压或狭窄、颈静脉球体瘤、颈椎病等所致的耳鸣称为颈性耳鸣，常位于同侧，多为低音调，可与心脏搏动一致，又称搏动性耳鸣，有时在颈部可听到血管性杂音，这种杂音可由于压迫颈动脉而暂时消失。椎基底动脉供血不足，特别是影响到内听动脉时常可引起耳鸣，常伴有眩晕、耳聋等。此外，噪音也是耳鸣的常见诱因。

二、治疗

（一）手术治疗

对颅后窝占位性病变，特别是小脑脑桥角肿瘤所致的耳鸣，进行手术治疗，切除肿瘤。对颈部的动脉瘤或静脉瘤所致的搏动性耳鸣，也应手术治疗，对用药物治疗无效的严重的内耳眩晕症所致的顽固性耳鸣、眩晕也可采用内淋巴囊减压术或前庭神经切断术等予以治疗。

（二）药物治疗

（1）氢化麦角碱：又称海特琴。日本报道用氢化麦角碱治疗各种原因所致的内耳性耳鸣获得良好效果。氢化麦角碱能改善或增加内耳血流而使症状改善，每次给予氢化麦角碱 2mg，每日 3 次，饭后服用，连用 2～8 周，无明显不良反应。

（2）利多卡因：能改善内耳的微循环而使症状缓解或消失。1～3mg/kg 稀释于 25%葡萄糖 20～40mL，以每分钟≤20mg 的速度静脉注射。注完后卧床，每日 1 次，5 天为一疗程，2 个疗程之间隔 2 天。Schmidt 报道用利多卡因 4mg/kg 静脉滴注，每日 1 次，连用 5 天，共治疗 108 例耳鸣患者，其中持续耳鸣超过 3 个月的慢性耳鸣 78 例，急性耳鸣 30 例，结果 84 例耳鸣减轻，痛苦感严重的耳鸣患者从 60 例减少到 32 例。

（3）乙酰胆碱：除具有扩张末梢血管外，尚有抑制内耳毛细胞的作用，从橄榄核发出的橄榄耳蜗束的大部分末梢终止于毛细胞，毛细胞能分辨最微细的声波频率差异，因此它对耳鸣很敏感。乙酰胆碱能抑制由橄榄核传出的异常冲动，故用于治疗耳鸣。剂量为 1～2mL，皮下注射，每日 1 次。

（4）卡马西平：该药对中枢神经和周围神经均有阻滞作用，可用来降低中枢神经系统兴奋性因而能治疗耳鸣。有学者报道用卡马西平治疗耳鸣 50 例（其中链霉素中毒 4 例、庆大霉素中毒 6 例）。剂量为每次 100mg，每日 2 次。用于 60 岁以下的患者；或者每次 100mg，每日 1 次，用于 60

岁以上的患者。若耳鸣较重，可于当晚睡前加服 50mg，1 个月为一疗程。总有效率为 80%。在治疗过程中可出现轻微的头晕、恶心、呕吐、上腹部不适、手麻、白细胞减少、嗜睡等不良反应。1～2 天可消失，若 3～5 天后仍不消失，即应减量或停药。

（5）弥可保：该药为维生素 B_{12} 的一种新制剂，含有甲基 B_{12}，日本左藤报道用弥可保治疗 25 例耳鸣患者，发现与精神安定剂并用疗效较好。

（6）胞二磷胆碱（CDP-胆碱）：所谓神经性耳聋包括老年性耳聋、暴发性耳聋、听神经损伤、头部外伤后耳聋、药物中毒以及内耳眩晕症等所致的耳聋。神经性耳聋常伴有耳鸣、眩晕等症状。Makishima 等报道用 CDP-胆碱治疗 41 例神经性耳聋患者，剂量为 CDP-胆碱 300mg 加入 25%葡萄糖 20mL，静脉注射，每日 1 次，连用 12 天为一疗程。总有效率达 67.6%，好转率耳聋占 27%，耳鸣占 71.7%，眩晕占 100%。可见 CDP-胆碱对耳鸣和眩晕的效果更好些。

（7）其他药物：据文献报道用来治疗耳鸣的药物还有血管扩张剂，如尼莫地平每次 30mg，每日 3 次；盐酸培他啶每次 4～8mg，每日 3 次；桂利嗪每次 25mg，每日 3 次；镇静药，如丙氯拉嗪每次 5～10mg，每日 3 次；地西泮每次 2.5～5mg，每日 3 次；止吐剂可用甲氧氯普胺每次 10mg，每日 3 次；也可用三环抗抑郁剂，如阿米替林每次 25mg，每日 3 次或盐酸米帕明每次 25mg，每日 3 次。

第七节　瘫痪

瘫痪是神经系统障碍的主要症状，是神经科临床最常见的器质性疾病的早期症状。它表现为随意动的障碍，是由上、下运动神经元损害引起的。表现为肢体力弱的瘫痪称为轻瘫或不完全性瘫痪，随意运动完全丧失称为完全性瘫痪。

瘫痪的程度按肌力来分类，临床上常用的是五度六级分类法。其判定方法是：让患者尽力去活动其肢体，观察患者各关节伸屈等动作时肌肉收缩情况及关节的活动和克服阻力的情况。

各种刺激所造成的反射性活动，不能作为判断肌力的标准。各度肌力的表现为如下。

0 度：完全性瘫痪，无任何动作。

Ⅰ度：可见或仅在触摸中感到肌肉轻微的收缩，但不能牵动关节产生肢体运动。

Ⅱ度：肢体仅能在床上移动，不能抬离床面，即只能克服摩擦力，不能克服地心引力。

Ⅲ度：肢体能够抬离床面做主动运动，但不能克服阻力，即只能克服重力。

Ⅳ度：肢体能够克服一定的阻力进行活动，但较正常时差。

Ⅴ度：正常肌力，可因人而异，体力劳动者肌力较强，妇女、老人。

肌力相应较差，所以判定有无肌力减退应与平时情况对照，应与健侧肢体对照。

上、下运动神经元病变均可引起其支配区的肌肉瘫痪，但临床特点却截然不同，二者的鉴别在临床上具有重要的意义，应特别提及的是，在上运动神经元损害时，如为急性病变，常有“神经休克”现象存在。此时表现为类似下运动神经元瘫痪的症状，如肌张力减退、腱反射减弱或消失，病理征不能引出。这些表现一般经 2～4 周逐渐形成上动神经元瘫痪的特点。此现象临床很常见，所以在表现为瘫痪症状的急性患者，应结合运动系统的受累部位及其他系统症状综合判断，才能做出比较准确的定位。比如遇到急性两下肢瘫痪的患者，尽管肌张力低、腱反射消失及无病理反射，也应首先想到脊髓的横贯性损害累及双侧锥体束所致，因为下运动神经元疾病同时累及双侧时的情况较少见，再加上查到了脊髓的感觉平面以膀胱症状为主的自主神经障碍，则定位可以明确。

瘫痪要与疼痛或骨关节病变而引起的肢体活动受限相区别，与锥体外系引起的肢体活动不灵相区别。紧张症的精神患者呈不食、不动的木僵状态，癔病患者的随意运动丧失等均不是真正的瘫痪，应予鉴别。

一、偏瘫

（一）临床表现

偏瘫是由大脑运动区皮质、皮质下白质及内囊损害引起的，包括同侧头面部瘫痪在内的一侧上、下肢瘫。它是临床上最常见的一种偏瘫，在头面部出现病灶对侧的中枢性面瘫和中枢性舌瘫，在躯干和肢体出现病灶对侧的上运动神经元性的上、下肢瘫。

常表现为肌张力增高，腱反射亢进，病理征阳性，常以肢体远端瘫痪更重。由于其邻近结构的损害，常伴有同部位的感觉障碍，如痛、温觉的减退或丧失，深感觉障碍及皮层觉的障碍；有侧视麻痹，表现为双眼偏向病灶侧；主侧半球病变时可伴有运动性或感觉性语言障碍。

临床上一些瘫痪很轻，一般检查方法不易确定时，可采用轻瘫试验来证实。上肢检查时，嘱患者双上肢平伸，掌心向下，短时间持续后可见偏瘫侧小指轻度外展，或者见偏瘫侧肢体轻度下落。下肢检查时，让患者仰卧于检查台上，双髋、膝关节屈曲，下肢悬空可见瘫痪侧肢体轻度下垂。对昏迷患者可观察其体位，偏瘫侧的足有外旋；做坠落试验时，可见偏瘫侧肢体呈自由落体运动，即同时放开抬起的两侧肢体，正常侧肢体下落有一个似放下的过程，而偏瘫侧则无阻力的落下。另外，痛刺激时也可根据肢体反应情况来判断偏瘫侧。

（二）症状鉴别

（1）交叉瘫由脑干病变引起，表现为一侧肢体的偏瘫，同时出现另一侧头面部运动障碍，所以称为交叉瘫，此症状另题讨论。

（2）脊髓半侧病变又称为脊髓半切征或布朗-塞卡（Brown-Sequard）综合征。由于脊髓一侧的各种传导束损害，临床表现为损害平面以下同侧的上运动神经元性瘫痪，同侧的深感觉障碍及对侧的痛、温觉缺失。颈髓的病变可出现病灶同侧的上下肢偏瘫；胸髓以下病变出现病灶同侧的下肢瘫。该症状与截瘫同为脊髓病变的症状，所以把它与截瘫一起讨论。

（三）定位诊断

（1）内囊：该处神经纤维集中，除锥体束的下行纤维外，还有感觉系统的上行纤维、视觉传导纤维通过，所以病变时出现典型的“三偏综合征”，即病灶对侧的偏瘫、对侧的偏身感觉障碍和两侧对侧偏盲。有意识障碍的患者偏盲和偏身感觉障碍不能被发现时，仅表现为偏瘫。内囊区比较小的病灶，如腔隙性脑梗死、多发性硬化也可仅累及运动纤维造成单纯的偏瘫，可不伴感觉和视野障碍。

（2）皮质及皮质下白质：在额叶后部中央前回的运动中枢占有从大脑内侧面旁中央小叶至大脑背外侧部外侧裂处的一个很长的区域，因此病变时常不能同时受损，临床上表现为头面部、上肢、下肢的瘫痪程度不一致，或表现为某一肢体为主的瘫痪，也称为单瘫。皮质及皮质下病变导致的瘫痪常伴有瘫痪区域的感觉障碍。

（四）定性诊断

1．急性偏瘫

（1）脑出血：是指非外伤性脑实质内出血。内囊是最常见的出血部位，所以大多数患者都表现为偏瘫。该病发病年龄在 50～70 岁，多有高血压史，寒冷季节发病较多。发病常突然而无预感，多在体力活动或精神激动时发病，大多数在数分钟或数小时内发展至高峰。急性期以颅内压增高而致的头痛、呕吐、头晕、意识障碍等全脑症状为主，常伴有血压明显增高，脑膜刺激征阳性，甚至有脑疝形成。局灶症状与出血部位相关。CT 可见高密度出血影。

（2）脑血栓形成：是急性脑血管病中最常见的类型。常以偏瘫为主要表现。它是在颅内外血管壁病变的基础上形成血栓，阻塞血流而致。本病多见于 50～60 岁以上患有动脉粥样硬化者，多伴有高血脂、冠心病或糖尿病。常于睡眠中或安静息时发病，多数病例在 1～3 天内达到高峰，患者通常意识清晰，头痛、呕叶不明显，由于梗死血管不同，症状各异。

脑血栓形成根据其病程和累及范围又分以下几类。①完全性中风：是指发病 6 小时内病情即达高峰，病情一般较重，可有昏迷。②进展性中风：指局限性脑缺血逐进展，数天内呈阶梯式加重。③缓慢进展型中风：在发病 2 周以后症状仍逐渐进展，常与全身或局部因素所致的脑灌流减少侧支循环代偿欠佳及血栓向心性逐渐扩展等有关。④可逆性缺血性神经功能缺失型中风：患者症状体征持续＞24 小时，但在 2～3 周内完全恢复，不留后遗症。⑤大块梗死型中风：由于较大动脉或广泛性脑梗死引起，往往伴有明显的脑水肿，颅内压增高，可发生出血性梗死。患者意识丧失，病情严重，常难与脑出血鉴别。⑥腔隙性梗死：是由直径为 100～400μm 的深穿支血管闭塞而产生的微梗死，而致脑部形成小的囊腔，一般腔隙的直径多在 10mm 以下。多发性的腔隙则称为腔隙状态。因其损害部位较小，临床症状比较单一，一般较轻，甚至无临床症状。脑部 CT 对本病的确诊有帮助。

（3）脑栓塞：指栓子经血液循环进入脑血管而致动脉阻塞引起的脑功能障碍。栓子来源主要为心源性的，如风湿性心脏病、细菌性心内膜炎、心房颤动等，所以患者常伴心衰、心律不齐等心脏症状。另外，动脉粥样硬化的斑块、脓栓、脂肪栓、气栓、癌性栓子等均可致病。

其临床表现同脑血栓形成，但突然发病是其主要特征，在数秒或数分内症状发展到高峰，另外，可见原发病的相应症状。

2．急性一过性偏瘫

常见于短暂性脑缺血发作，是指某一区域组织因血液供应不足导致其功能发生短暂的障碍，表现为突然发作的局灶性症状和体征，大多持续数分钟至数小时，在 24 小时内完全恢复，可反复发作。如累及的是颈内动脉系统，常见的症状为单瘫或不完全性偏瘫，感觉障碍多为感觉异常或减退，也可表现为失语、偏盲。椎基底动脉系统症状常为眩晕，视力、视野症状常为双侧性，可出现复视、共济失调、平衡障碍、口吃、吞咽困难等，也可出现交叉性的运动和感觉障碍。

3．亚急性伴有发热症状

颅内感染的各类脑炎、脑脓肿都可累及一侧半球，出现偏瘫体征，常为几天时间的急性发病，有感染史或发热，有头痛、呕吐、意识障碍等全脑症状，由于病灶常较弥散，各类症状都可出现，如癫痫发作、感觉障碍、失语、脑神经麻痹、共济失调、精神症状等。脑脊液常表现为压力不同程度的增高、蛋白细胞增高，如为细菌性感染还有糖和氯化物的降低。CT 可协助诊断。

4．逐渐加重的偏瘫

常见于颅内占位性病变，包括脑肿瘤、囊肿、肉芽肿、硬膜下或硬膜外血肿等占位性病，它们如累及了一侧半球的中央前回或其纤维，即可导致偏瘫，临床常有头痛、呕吐、头晕、视力障碍等颅内压高的症状，血肿常伴有外伤史，而炎性肉芽肿常有感染病史。头颅 CT 是确诊的依据。

二、交叉瘫

（一）临床表现

交叉瘫是由一侧脑干病变引起，既累及本侧该平面的脑神经运动核，又累及尚未交叉至对侧的皮质脊髓束及皮质延髓束，出现交叉性瘫，表现为病变平面的同侧下运动神经元脑神经瘫痪及对侧身体的上运动神经元瘫痪。如脑桥病变时，它累及同侧的面神经核及纤维形成同侧周围性面瘫，又引起对侧舌瘫及上下肢的上运动神经元瘫痪。

（二）症状鉴别

在延髓下段由于锥体交叉处的病变引起上下肢的交叉性瘫，均为上运动神经元瘫痪。它由于延髓下段一侧病变时损坏了交叉后支配上肢的纤维及未交叉的支配下肢的纤维，所以出现同侧上肢中枢性瘫和对侧下肢中枢性瘫。

（三）定位诊断

根据脑干不同脑神经的损害可判断脑干病变的位置，脑神经核、脑干内纤维及相邻结构的损害可构成许多综合征。

1．中脑

（1）中脑腹侧部综合征（Weber 综合征）：位于大脑脚底的内侧，表现为同侧动眼神经麻痹和对侧中枢性面瘫、舌瘫和上下肢瘫。

（2）中脑背侧部综合征（Claude 综合征）：病变位于红核，表现为同侧动眼神经麻痹和对侧的肢体共济失调。

（3）中脑顶盖综合征（Parinaud 综合征）：病变位于四叠体，早期症状主要为两眼不能协同向上仰视或伴两眼会聚麻痹。

2．脑桥

（1）脑桥外侧部综合征（Millard-Gubler 综合征）：病变位于脑桥的腹外侧部，表现为同侧的外展神经麻痹和周围性面瘫、对侧的中枢性舌瘫和上下肢体瘫痪。

（2）脑桥内部综合征（Foville 综合征）：病变位于一侧脑桥近中线处，表现为同侧外展神经麻痹和对侧上下肢中枢性瘫。

（3）脑桥背盖部综合征（Raymonod-Cestan 综合征）：病变位于脑桥背盖部的背侧部。邻近第四脑室底部，表现为同侧外展神经麻痹、周围性面瘫；病变稍高时出现同侧小脑性共济失调，还表现为对侧肢体本体感觉障碍，也可因损害内侧纵束而产生双眼水平协同运动麻痹。

3．延髓

（1）延髓背外侧综合征（Wallenberg 综合征）：是延髓中最常见的一种综合征，病变位于延髓背外侧部。主要临床表现为眩晕、呕吐、眼球震颤、饮水呛咳、吞咽困难、声音嘶哑、同侧咽反射消失、同侧共济失调、交叉性感觉障碍及同侧霍纳征。

（2）延髓前部综合征：病变位于延髓前部橄榄体内侧，表现为同侧的周围性舌瘫和对侧上下肢的偏瘫。

（3）延髓后部综合征：病变位于延髓后部一侧近中线处，近第四脑室底部，此处为后组脑神经核所在区，可发生部分脑神经麻痹，病变扩展至脊丘束时，可伴对侧半身痛、温觉障碍。

（4）延髓半侧损害综合征（Babinski Nageotte 综合征）：为延髓半侧比较广泛的损害。表现为病灶对侧偏瘫与分离性偏身感觉障碍、血管运动障碍，病灶的同侧有面部感觉障碍，小脑性共济失调，霍纳征，软腭、咽及舌肌麻痹。

4．脑干内外损害的鉴别

（1）由脑干内病变所引起的交叉性瘫，一般其脑神经与肢体瘫痪的发生先后及程度往往差别不远，而脑干外病变，脑神经损害症状往往发生早且较明显，对侧偏瘫往往发生较迟而程度较轻。

（2）脑干内病变的脑神经损害多呈核性损害症状，而脑干外病变呈核下性症状。

（3）脑干内病变常有脑干内结构损害表现，如内侧纵束损害引起的核间性眼肌麻痹，交感神经损害引起的霍纳征等。脑干外病变一般无此类症状。

（4）根据脑神经在脑干内外不同的组合来鉴别，比如第Ⅴ、第Ⅶ、第Ⅷ脑神经核在脑干内分布比较散，不易同时受累，而在脑桥小脑角处却比较集中，可同时受损。

（四）定性诊断

1．急性症状

（1）闭塞性脑血管病：以延髓多见，中脑的侧支循环较丰富，所以闭塞性血管病少见。小脑后下动脉血栓形成延髓背外侧综合征，为脑血栓形成的一个类型，多数是由椎动脉闭塞引起，部分由椎动脉和小脑后下动脉的合并闭塞所致，少数由小脑后下动脉的单独闭塞引起。其临床表现常为晨起时发现的眩晕、站立不稳、饮水呛咳及吞咽困难、声音嘶哑，检查可发现比较典型的延髓背外侧综合征的症状，临床常见。

（2）脑桥出血：脑干的出血以脑桥最多见，是脑出血的一个类型，常于动态下突然发病。轻症者早期检查时可发现单侧脑桥损害的特征，如出血侧的面和展神经麻痹及对侧肢体弛缓性偏瘫，头和双眼凝视瘫痪侧，出血量常在 5mL 以下，预后较好。重症脑桥出血多很快波及对侧，患者迅速进入昏迷，四肢瘫痪，大多呈弛缓性，少数呈去大脑强直，双侧病理征阳性，双侧瞳孔极度缩小呈“针尖样”，持续高热，明显呼吸障碍，病情迅速恶化，多数在 24～48 小时内死亡。

（3）脑桥中央髓鞘溶解症：病变为脑桥基底部有一个大而对称的脱髓鞘病灶，而轴突、神经细胞和血管相对较完整。因主要损害锥体束，故临床表现为迅速进行的假性延髓麻痹及四肢弛缓性瘫痪，其病因不明，一般认为由酒精中毒及营养不良所引起。

2．亚急性症状

常见于脑干炎症即脑干炎，与大脑的炎症同时存在即称脑干脑炎。大多数发病较急，可有发热或上呼吸道感染等前驱症状。病变易侵犯脑干背侧位的旁正中区，发生动眼神经及外展神经麻痹，也可引起背外侧区的前庭核损害，腹外侧区的三叉神经感觉及运动核损害，以及面神经和迷走神经的运动核损害。常同时或相继损害 2 个或 2 个以上的脑神经核，病变常局限于一侧脑干或两侧均受损。脑神经损害常为脑干炎的主要表现，传导束也可受累，但较脑神经损害轻，其中以锥体束及前庭小脑束受损而发生偏瘫和共济失调较多见。本病常见于青壮年，发病为急性或亚急性，多个症状同时加重，达一定程度后开始好转，常在数周或数月内恢复，早期脑脊液可有白细胞和蛋白的轻度增加。

3．慢性症状

（1）常见于脑干肿瘤：小儿多见，病情呈进行性发展，脑桥部位较多，其次为中脑及延髓。发病时可局限于一侧，常表现为单一的脑神经麻痹，因脑干肿瘤多呈浸润性生长的神经胶质细胞瘤，随着肿瘤生长更多的症状相继出现，它们提示了肿瘤生长的速度和方向。症状可累及双侧，而且可以侵犯脑干的任何部位，病情比较严重时常表现为双侧外展神经麻痹、侧视麻痹和双侧锥体束征。大部分病例无视乳头水肿，少数至晚期才出现视乳头水肿。CT 对确诊有帮助。

（2）神经系统变性病：较其他系统多见，以往曾将多种不明原因的神经系统慢性进等有关。其特点为发病及进展均缓慢，有好发年龄，常选择性地侵犯神经组织某一系统如运动神经元病，它只侵犯上、下运动神经元，而与之相邻的结构毫不受损。①运动神经元病：它的延髓麻痹型表现为第Ⅸ、第Ⅹ、第Ⅻ脑神经受损，患者表现为言语障碍及吞咽困难，包括讲话不清、带鼻音或声音嘶哑、饮水呛咳不能进食。检查可见舌肌麻痹、萎缩及肌束颤动，软腭声带麻痹，咽反射迟钝或消失。延髓以上双侧锥体束病变时可出现假性延髓麻痹，也可累及眼外肌与面肌。②延髓空洞症：为脊髓空洞症侵入脑干的病变引起，是一种慢性进行性的变性病，病因未明。延髓病变常损害疑核、舌下神经核及三叉神经脊束核，因此常有一侧或双侧的舌肌麻痹和萎缩，软腭、咽喉及声带麻痹。面部的感觉障碍常自近颈段的节段开始，而鼻尖及口唇部最后才受损。由于前庭核受损，常出现眼球震颤。

三、截瘫

（一）临床表现

从广义上看四肢瘫或两下肢瘫都叫截瘫，一般所谓截瘫多指两下肢瘫。截瘫按病变部位分为脑性截瘫、脊髓性截瘫、周围神经性截瘫。此处重点讨论脊髓性截瘫。脊髓横贯性损害时累及各传导束，表现为典型的截瘫，即损害平面以下双侧上运动神经元性瘫，肌张力增高，腱反射亢进，病理征阳性。如为急性损害可表现为“脊髓休克”。脊髓横贯性损害还表现为损害平面以下的各种感觉减退或丧失，伴以膀胱功能障碍为主的自主神经障碍。病损还会累及一段灰质，所以前角受损时表现为截瘫平面的上端有一段下运动神经元瘫痪的症状，表现为肌束颤动、肌肉萎缩和无力。慢性脊髓病变致痉挛性截瘫，除表现为上运动神经元性瘫外，还出现行走时两腿交叉，即剪刀步态。典型的脊髓半侧损害表现为一侧的肢体瘫痪。但临床上典型症状很少，多为双侧肢体受累，症状与截瘫类似，因为都是脊髓病，所以在此一起讨论。脊髓半侧损害也称脊髓半切征或称为布朗-塞卡综合征。它表现为病灶损害平面以下同侧肢体的上运动神经元瘫和深感觉障碍，对侧的痛、温觉障碍，在损害平面的上端同侧可有节段性的根性疼痛及感觉过敏带。不典型的病例虽为双侧症状，但常有两侧肢体受累的先后不同、受累的程度不同等特点，与脊髓横贯性损害有一定的区别。

（二）症状鉴别

1．脑性截瘫

由双侧大脑半球病变引起。旁中央小叶病变双侧旁中央小叶相距极近。容易同时受累，表现为双下肢远端的瘫痪、感觉障碍、排尿障碍，与脊髓截瘫相似，但其病变的上界一般不明显，尤其是感觉障碍无明确平面，再加伴有脑部的其他症状，如头痛、头晕等，可以鉴别。常见病因有大脑镰的肿瘤、大脑前动脉闭塞、上矢状窦血栓等。CT 常可帮助明确诊断。

2．周围神经性截瘫

由双侧对称的脊神经损害引起。

（1）马尾病变：它为椎管内脊神经根的病变，症状也表现为两下肢瘫痪，但为下运动神经元性瘫，与圆锥病变相似，但它发病常从单侧下肢开始，有神经根的刺激性症状，如发作性的会阴部、股部或小腿部的疼痛，排便障碍常不明显。主要病因为椎管内的肿瘤、囊肿和脊蛛网膜粘连。

（2）周围神经病变：如格林-巴利综合征、多神经炎、糖尿病性神经炎等，它们也可表现为两下肢或四肢弛缓型瘫，但无传导束型感觉障碍，而是末梢型或神经干型的感觉障碍，一般无排便障碍。

3．肌肉疾病

各种肌肉疾病常累及的是四肢，但多以下肢近端的肌肉为主，在疾病早期最被注重的往往是下肢无力，所以也类似截瘫，但不伴感觉障碍和自主神经障碍，应仔细检查鉴别。

（三）定位诊断

1．脊髓各节段损害症状

（1）高颈髓（$C_{1\sim4}$）出现损害平面以下各种感觉缺失，四肢呈上运动神经元性瘫痪，括约肌障碍，四肢和躯干多无汗。常伴有枕部疼痛及头部活动受限。颈节段受损，将出现膈肌瘫痪，腹式呼吸减弱或消失。此外，如三叉神经脊束核受损则出现同侧面部外侧痛、温觉障碍，如副神经核受累，可见同侧胸锁乳突肌及斜方肌无力和萎缩。病变如向上累及延髓及小脑时，可出现吞咽困难、饮水呛咳、共济失调、眼球震颤，甚至呼吸循环衰竭而死亡。

（2）颈膨大（$C_5\sim T_2$）：双上肢呈下运动神经元性瘫痪，双下肢呈上运动神经元性瘫痪，损害平面以下各种感觉缺失及括约肌障碍。可伴有双肩部及双上肢的神经根性疼痛。C_8、T_1 受损时常出现霍纳征。上肢腱反射的改变有助于受损节段的定位。

（3）胸髓（$T_{3\sim12}$）：$T_{4\sim5}$ 水平是血供较差最易发病的部位。损害时，平面以下各种感觉缺失，双下肢呈上运动神经元性瘫痪，有括约肌障碍；受损节段常伴有束带感。

（4）腰膨大（$L_1\sim S_2$）：受损时出现双下肢下运动神经元性瘫痪，双下肢及会阴部各种感觉缺失，括约肌障碍；如损害平面在腰则膝反射往往消失；在 $L_3\sim S_1$ 则跟腱反射消失；如骶受损则出现阳痿。

（5）脊髓圆锥（$S_{3\sim5}$ 和尾节）：损害时出现会阴部及肛门周围感觉缺失，髓内病变可出现分离性感觉障碍，肛门反射消失和性功能障碍。脊髓圆锥为括约肌功能的副交感中枢，该处病变可出现充盈性尿失禁，还可出现阳痿。

2．脊髓的横位定位

（1）髓内病变：神经根刺激性症状相对少见，症状多为双侧。感觉障碍通常呈下行性进展，常出现分离性感觉障碍，受压节段支配的肌肉萎缩明显，括约肌功能障碍较早出现且程度严重。腰穿时椎管梗阻程度较轻，脑脊液蛋白含量增高不明显。

（2）髓外硬脊膜内病变：神经根刺激或压迫症状发生率高，可能在较长的时间内是唯一的症状。脊髓损害常自一侧开始，早期多表现为脊髓半侧损害症状。感觉障碍呈上行性进展，受压节段肌肉萎缩相对不明显，括约肌功能障碍出现较晚，椎管梗阻程度较重，脑脊液蛋白含量增高明显，一般病程进展较慢。

（3）硬脊膜外病变：可有神经根刺激征，但更多伴随局部脊膜刺激症状。脊髓损害的症状较晚发生，常出现在椎管已有明显或完全梗阻之后，感觉障碍亦呈上行发展，受压节段肌肉萎缩不明显，括约肌功能障碍出现较晚，脑脊液蛋白含量增高不显著。

（四）定性诊断

1．急性发病

（1）脊髓炎性疾病：①急性脊髓炎：是脊髓的非特异性炎症，以急性横贯性脊髓损害为特征。病前常有感染史，发病较急，于几小时至几天达高峰。病灶常位于胸段，表现为两下肢瘫，也可为颈段，出现四肢瘫并累及呼吸，也见于腰骶段。早期的截瘫常表现为脊髓休克状态，有明确的传导束型深浅感觉障碍，在损害平面有束带感。损害平面以下有自主神经损害症状，膀胱功能障碍较明显，早期常表现为尿潴留，随着脊髓休克的度过，逐渐形成尿失禁，椎管内一般无梗阻，蛋白和白细胞可以正常或轻度增高。经几个月时间大部分患者可基本痊愈，少部分会留有严重的后遗症。②急性硬膜外脓肿：由于其他部位的化脓性病灶通过血行而引起硬膜外脓肿。发病较急，伴高热和全身中毒症状，病灶相应部位的脊柱剧烈疼痛，且有明显压痛和叩击痛。神经系统早期症状常为剧烈的根性疼痛，继而出现截瘫。脑脊液蛋白含量增高，椎管梗阻明显。③急性化脓性脊髓炎：为脊髓化脓性炎症，容易形成脊髓脓肿。多继发于附近组织的化脓性感染、血源性感染和淋巴系统感染。病变多位于胸段，发病时先出现高热、寒战等全身感染中毒症状，继而出现脊髓的横贯性症状，早期为脊髓休克表现。脑脊液呈化脓样改变。

（2）脊髓前动脉闭塞：为急性发病，也可在数小时或数天内逐渐发病。其症状与急性脊髓炎类似，表现为截瘫，偶为单侧性，括约肌功能障碍，痛、温觉障碍常较轻。由于脊髓后索是脊髓后动脉血，所以深感觉保留，这种分离性感觉障碍是该病的特征。

（3）椎管内出血：根据出血的部位，椎管内出血可分为硬膜外、硬膜下、蛛网膜下隙及脊髓内出血。其原因为血管畸形、外伤、出血性疾病、抗凝血治疗的并发症等。硬膜外及硬膜下出血以外伤多见，临床表现为急、慢性的脊髓压迫症表现。脊髓蛛网膜下隙出血表现为突然的剧烈背痛，可有撕裂样神经根痛及暂时的轻瘫，脑脊液呈血性。脊髓内出血发病突然，发生剧烈的背痛，随之数分钟或数小时内出现病变水平以下的瘫痪、感觉丧失及大小便障碍，早期呈现脊髓休克，脑脊液呈血性。

2．慢性发病

（1）脊髓压迫症：脊髓本身或周围组织的病变压迫脊髓所致脊髓横贯性损害者，称为脊髓压迫症。其临床表现的主要特点是进行性脊髓横贯性损害和椎管梗阻。引起脊髓压迫症的常见病因为脊椎病变，其中以脊柱结核最多见，其次是脊椎肿瘤，大多属转移性，其他为脊柱外伤，如脊椎骨折、脱位或椎间盘脱出；脊髓肿瘤是指椎管内的各种肿瘤。

（2）脊髓蛛网膜粘连：也称脊蛛网膜炎，因各种感染和理化刺激所引起。多为慢性病程，病变多累及脊髓数个节段或全长的蛛网膜。其囊肿型构成脊髓压迫症。粘连型累及神经根，出现下运动神经元瘫和多节段性感觉障碍。脑脊液常有梗阻现象和蛋白的明显增高，椎管造影可明确诊断。

（3）多发性硬化：是一个神经白质脱髓鞘性的自身免疫疾病，发病常在成年早期，具有一种迁延的、不规则的、有时是每况愈下的病程，常为缓解复发的病史。发病形式可急可缓，表现为多个神经部位的症状。视神经和脊髓联合病变在国内最常见，构成了视神经脊髓炎，临床表现为视力障碍，视神经萎缩和急性脊髓炎的表现。其诊断主要依据临床的多病灶和缓解复发的病史。

（4）运动神经元病：它是一组主要侵犯上、下两级运动神经元的慢性变性病，感觉系统不受侵犯。该病多于中年后发病，男多于女，主要临床表现为肌萎缩、肌力弱和锥体束征的不同组合而出现的不同的临床类型。肌萎缩性侧索硬化为最常见的一个类型，首发症状常在上肢远端，逐渐向近端发展，表现为上肢的肌肉萎缩和无力，但肌张力虽低，腱反射往往增高，并可引出霍夫曼征。在肌肉萎缩区可出现粗大的肌束颤动，患者自述为肉跳。双下肢常为上运动神经元损害征。可出现延髓麻痹。

（5）脊髓亚急性联合变性：它是由维生素 B_{12} 缺乏而引起的神经系统变性，主要病变在脊髓的后索、侧索，临床表现以深感觉缺失、感觉性共济失调及痉挛性截瘫为主，常伴有周围性感觉障碍。

（6）遗传性痉挛性截瘫：多呈常染色体显性遗传，大多在儿童期发病，主要表现为逐渐进展的下肢痉挛性瘫痪，呈剪刀步态，多数有弓形足，无感觉障碍。该疾病缓慢进展，晚期上肢和延髓也会受累。

3．其他脊髓病

（1）放射性脊髓病：是由于应用放射线治疗恶性肿瘤时引起的脊髓病变，它常有一段潜伏期（1 个月到 6 年），发病可急可缓，常先表现为肢体的疼痛和麻木，症状持续进展，则出现受累平面以下的痛、温觉障碍和截瘫，深感觉常无改变。受累的脊髓节段可有前角受累的症状，表现为肌肉萎缩、反射减弱、肌束震颤等。放射治疗后出现脊髓受累的症状体征，为该病诊断的主要依据。

（2）肝性脊髓病：指肝硬化患者继门腔静脉吻合、脾肾静脉吻合术后或自然吻合后出现的脊髓病。多见于 30～50 岁男性，首先表现为肝硬化的症状和体征，而后表现为反复发作的一过性意识障碍和精神症状（肝性脑病），最后出现脊髓受累。脊髓病变主要表现为锥体束障碍的症状和体征，即下肢出现不同程度的上运动神经元瘫痪。一般无感觉障碍和括约肌障碍。

（3）枕大孔区畸形：它为先天畸形病，常于成年发病，表现为双侧锥体束征、肢体感觉障碍、小脑性共济失调及后组脑神经症状。

四、四肢瘫

（一）临床表现

四肢瘫表现为两侧肢体的瘫，但两侧或上、下肢瘫痪程度可不一致。可由脑部的双侧病变、高颈髓的病变致四肢瘫，而多发性周围神经病和肌肉肌病也可致肢瘫，此处主要讨论后两类的四肢瘫。多发性周围神经病导致的瘫痪多为两侧对称，表现为下运动神经元损害、肌张力减低、腱反射减弱或消失和肌肉萎缩，尤其在慢性周围神经病变时肌萎缩特别明显。它常伴末梢型感觉障碍，表现为手套、袜子样的痛觉减退；还伴有自主神经损害，表现为皮肤、毛发和泌汗的障碍。肌肉疾病所累及的四肢瘫常以近端为主，往往伴有明显的躯干肌肉无力，如颈肌不能支撑头部。它也表现为肌张力的减低，也可因肌无力表现为腱反射减弱，肌肉可出现萎缩，也可表现为假性肥大。它不伴客观的感觉障碍和自主神经障碍，可以有肌肉压痛。

（二）症状鉴别

（1）双侧脑部病变：由双侧大脑半球或脑干病变引起，实际上是双侧偏瘫或双侧的交叉瘫，所以四肢都受累，表现为上运动神经元性瘫痪，但临床常表现为两侧病变发病先后不同，症状轻重不同，伴有假性延髓麻痹症状，患者还常有意识障碍、精神障碍或痴呆等脑的症状。一般认为由各种脑部的血管病、炎症、变性病或肿瘤引起。

（2）颈髓病变：它可累及四肢，两侧症状常为对称。脊髓病变常有明确的感觉平面和以膀胱功能障碍为主的自主神经功能障碍，已在截瘫中论述，这是与其他部位病变造成四肢瘫痪的主要区别。

（三）定位诊断

（1）末梢型神经损伤：表现为四肢远端对称性的运动、感觉和自主神经障碍，以手套、袜子样的痛、温觉障碍为其特点，伴有深感觉障碍、下运动神经元性的瘫痪及皮肤、泌汗改变。

（2）脊神经根型：为两侧不对称性下运动神经元瘫痪，常伴有根性痛，拉塞克征阳性，感觉障碍呈节段型的或末梢型的，常伴自主神经障碍，大小便障碍较少。

（3）肌肉病变：表现为弛缓性瘫痪，腱反射常减弱，无病理反射，无感觉障碍和自主神经障碍。瘫痪常以四肢近端及躯干为主，可以有肌肉萎缩，假性肥大是肌营养不良的特征性表现。

（四）定性诊断

1. 急性发病

（1）急性感染性脱髓鞘性多发性神经根神经病：也称格林-巴利综合征。它是由免疫异常引起的周围神经脱髓鞘性疾病。该病在青年和儿童多见，四季都可发生，以夏、秋两季较多。病前常有感染史，呈急性发病，1～2周内达高峰，其突出表现为四肢对称性下运动神经元性瘫痪，常由下肢开始，发病后可很快累及呼吸肌而危及生命。感觉障碍常较轻，以手套、袜子样的痛觉减退和神经根的刺激性症状为主。半数以上病例出现脑神经障碍，多为双侧，各脑神经均可受累，以面神经和舌咽迷走神经最多见，导致面瘫和吞咽障碍，自主神经可受累，出现多汗或少汗，皮肤营养障碍，偶有大小便障碍。它可影响心脏，引起心动过速。脑脊液有蛋白细胞分离现象。

（2）周期性瘫痪：也称为低钾性麻痹，它主要由于血清钾的降低而引起骨骼肌麻痹。本病呈反复发作，每次可持续几小时至几天，主要表现为四肢近端为主的瘫痪，一般不累及头面部肌肉，无感觉障碍，发作时血清钾的明显降低为本病特征。该病可由遗传引起，也可为甲亢、醛固酮增多症、肾小管酸中毒、利尿等引起。

2. 亚急性发病

（1）多发性神经炎：也称末梢神经炎。表现为肢体远端的运动、感觉和自主神经障碍。其病因很多，如感染、代谢、中毒、变态反应、肿瘤等均可引起。

（2）脊髓灰质炎：也称小儿麻痹它为脊髓前角细胞病毒感染所致的下运动神经元性瘫痪，有时表现为四肢瘫，但常为单瘫或不对称性的瘫痪。

3. 亚急性发病伴反复发作

重症肌无力，它是神经肌肉传递障碍的获得性自身免疫性疾病。其临床特征为横纹肌的病态疲劳，表现为晨轻晚重，劳累后加重，休息后减轻。眼外肌受累是最常见的一个类型，表现为单侧或双侧眼睑下垂、眼球活动障碍，咽肌、咀嚼肌也可受累，全身型表现为四肢无力，重症者可出现呼吸肌麻痹。临床诊断除典型表现外，可经疲劳试验或药物试验确诊。注射新斯的明或腾喜龙症状可明显缓解，肌电图的衰减改变为客观指标。

4．慢性发病

（1）脊髓性脊肌萎缩症：它为运动神经元病的一个类型，表现为肢体对称性的下运动神经元性瘫痪，有典型的肌束震颤为该病的特征。

（2）多发性肌炎：本病是以骨骼肌的间质性炎症和肌纤维的变性为特征的疾病。一部分伴有皮肤病变，即称为皮肌炎。本病可能与自身免疫有关，也可由肿瘤和胶原性疾病引起。该病女性多见，发病隐袭，常伴有低热和关节痛。表现为以肢体近端和躯干肌肉瘫痪为主的症状，肌肉压痛明显，肌肉萎缩出现较晚。急性期可见血清肌酸磷酸激酶和免疫球蛋白增高，尿中肌蛋白出现，肌酸增加。肌电图和肌肉活检有助于诊断。

（3）肌营养不良症：是一组由遗传因素所致的肌肉变性病，表现为不同分布、程度和进行速度的骨骼肌无力和萎缩，也可涉及心肌。分多个型：①假肥大型（Duchenne 型），为儿童中最常见的一类肌病，属性连锁隐性遗传，均影响男孩，常于 3～4 岁发病，表现为缓慢进展的下肢无力，行走缓慢，不能奔跑，易绊倒，行走时呈“鸭步”；②肢带型，呈常染色体隐性遗传，各年龄均可发病，但以 10～30 岁多见，临床主要表现为骨盆带和肩胛带肌肉萎缩和无力，进展较慢，通常至中年时才出现运动的严重障碍；③面肩肱型，性别无差异，为成年人中最常见的肌营养不良症，通常在青春期发病，首先影响面部和肩胛带肌肉，呈现特殊的“肌病面容”；④眼肌型，表现为持续性、缓慢进展的眼外肌麻痹。

五、单瘫、多肢瘫

（一）临床表现

一个肢体的瘫痪称为单瘫。单瘫可由大脑皮质病变引起，也可由脊髓半侧损害所致，更多的为脊髓的前角、周围神经病所引起的下运动神经元性瘫痪。后者为此处重点讨论的内容。由于周围神经为混合性神经，所以常伴有相应区域的感觉障碍。多个不对称的肢体瘫痪称为多肢瘫，它常由几个单瘫的肢体组合而成。一般均为下运动神经元性瘫痪。

（二）症状鉴别

（1）皮质性单瘫：支配上、下肢及头面部的运动中枢在中央前回的皮质有个较广泛的区域，因此，各种病变常累及其一段，表现为上运动神经元性单瘫，比如中央前回中段的病变表现为对侧上肢的运动障碍。其临床症状往往是以某一肢体为主的偏瘫，早期常有局灶性癫痫的症状，常伴瘫痪部位的感觉障碍，它的界限不明确，甚至累及整个半身。皮质性单瘫可由大脑半球的血管病、肿瘤、炎症、外伤等引起。

（2）脊髓半侧损害：胸段的脊髓半侧损害可出现同侧下肢的上运动神经元性损害，常伴同侧的深感觉障碍和对侧下肢的痛、温觉障碍，即布朗一塞卡征。临床症状一般不典型，常为不对称性的两下肢症状，其病因为脊髓的各种原因病变，可参阅截瘫内容。

（3）骨、关节病变：如肩周炎、髋关节结核、膝关节病变等，均可影响肢体的运动。但它们并不表现为肌肉的无力，而是由于疼痛、关节活动障碍所致的运动障碍，应给予鉴别。

（三）定位诊断

（1）脊髓前角：表现为下运动神经元性瘫痪，可累及单个肢体或多个肢体，慢性病变可出现肌束震颤，表现为肌肉中少数肌纤维的非节律性不自主收缩，患者感觉该处有肌肉跳动感。前角病变一般不伴根性痛，无感觉障碍。

（2）前根：呈节段性分布，偶有肌束颤动。前根损害的病因大多继发于脊髓被膜或脊椎骨质的病变，因此，后根也常同时受损，出现根性疼痛或节段性感觉障碍。

（3）神经丛：神经丛是运动和感觉的混合神经，因此损害后瘫痪与相应的神经丛相关，常为单肢瘫，表现为肌张力低、腱反射减弱及肌肉萎缩，伴相同区域的感觉障碍。臂丛损害出现上肢的瘫痪，腰丛主要支配股肌和大腿肌群，而骶丛支配小腿肌群和臀部肌群。

（4）神经干：为混合神经，损伤后常表现为肌群的瘫痪，如桡神经支配腕伸肌群，损伤后出现腕关节下垂，同时伴有该神经支配的皮肤感觉障碍。神经干损伤多为外伤性，本身病变以神经炎为多。

（四）定性诊断

1. 急性发病

（1）脊髓灰质炎：为脊髓前角的病毒感染性疾病。患者多为儿童，故又称小儿麻痹。临床表现为早期出现一般感染症状，表现为发热、头痛等，经 1～3 天病毒侵入神经系统后再度出现感染症状和脊髓前角细胞受累症状。肢体呈弛缓性瘫，多发生在下肢；在一侧时，各肌组受累的程度不一致；双侧时，可能不对称。若累及三肢、四肢，程度也不完全一致，感觉和排便正常。早期脑脊液表现为蛋白细胞的轻度增高。

（2）臂丛神经麻痹：外伤是其主要病因，炎症也可累及，表现为肩关节下垂、上臂呈内收内旋、前臂伸而旋前的姿势，伴上肢桡侧皮肤感觉减退。

（3）周围神经麻痹：指上、下肢单发的周围神经瘫痪，最常见的原因是外伤和血液循环障碍，有的原因不明。表现为与该神经相关的肌群瘫痪和斑片样的感觉障碍。其神经的定位可根据损伤的肌群与神经的关系及皮肤感觉障碍区与神经的关系判断为某神经的损伤。

2. 亚急性或慢性发病

（1）脊柱疾病颈椎病：腰椎间盘突出、脊柱裂和脊椎骨质增生、脊柱的肿瘤与结核均可压迫神经根，出现单个肢体瘫痪。

（2）前斜角肌和颈肋综合征：也称胸出口综合征，由臂丛下干和锁骨下动脉被前或中斜角肌、颈肋等压迫所致的症状，主要表现为由肩胛向下放射到手的尺侧和上肢的疼痛，手肌萎缩。也因锁骨下动脉和静脉的压迫出现脉搏的改变、远端发绀、水肿、苍白、静脉怒张等症状。

（3）其他椎管内病变：①脊髓蛛网膜炎：也称脊髓蛛网膜粘连，可累及神经根造成根性的瘫痪节段感觉障碍。②脊髓空洞症：最常累及的是后角，造成节段性感觉障碍，也可累及前角细胞，出现下运动神经元瘫痪。

（4）运动神经元病：常为四肢瘫，但其早期也可为单肢开始，表现为单瘫的症状。

瘫痪的治疗主要靠病因治疗和自然恢复，另外，可加康复治疗促进恢复。

第八节　躯体感觉障碍

躯体感觉指作用于躯体感受器的各种刺激在人脑中的反映。一般躯体感觉包括浅感觉、深感觉和复合感觉。感觉障碍可以分为抑制性症状和刺激性症状两大类。

一、抑制性症状

感觉径路破坏时功能受到抑制，出现感觉（痛觉、温度觉、触觉和深感觉）减退或缺失。一个部位各种感觉缺失，称完全性感觉缺失。在意识清醒的情况下，某部位出现某种感觉障碍而该部位其他感觉保存者称分离性感觉障碍。患者深浅感觉正常，但无视觉参加的情况下，对刺激部位、物体形状、重量等不能辨别者，称皮质感觉缺失。当一神经分布区有自发痛，同时又存在痛觉减退者，称痛性痛觉减退或痛性麻痹。

二、刺激性或激惹性症状

感觉传导径路受到刺激或兴奋性增高时出现刺激性症状，可分为以下几种。

1．感觉过敏

感觉过敏指一般情况下对正常人不会引起不适感觉或只能引起轻微感觉的刺激，患者却感觉非常强烈，甚至难以忍受。常见于浅感觉障碍。

2．感觉过度

感觉过度一般发生在感觉障碍的基础上，具有以下特点。

（1）潜伏期长：刺激开始后不能立即感知，必须经历一段时间才出现。

（2）感受性降低，兴奋阈增高：刺激必须达到一定的强度才能感觉到。

（3）不愉快的感觉：患者所感到的刺激具有暴发性，呈现一种剧烈的、定位不明确的、难以形容的不愉快感。

（4）扩散性：刺激有扩散的趋势，单点的刺激患者可感到是多点刺激并向四周扩散。

（5）延时性：当刺激停止后在一定时间内患者仍有刺激存在的感觉，即出现“后作用”，一般为强烈难受的感觉，常见于烧灼性神经痛、带状疱疹疼痛、丘脑的血管性病变。

3．感觉倒错

感觉倒错指对刺激产生的错误感觉，如冷的刺激产生热的感觉，触觉刺激或其他刺激误认为痛觉等。常见于顶叶病变或癔症。

4．感觉异常

感觉异常指在没有任何外界刺激的情况下，患者感到某些部位有蚁行感、麻木、瘙痒、重压、针刺、冷热、肿胀，而客观检查无感觉障碍。常见于周围神经或自主神经病变。

5．疼痛

疼痛是感觉纤维受刺激时的躯体感受，是机体的防御机制。临床上常见的疼痛可有以下几种。

（1）局部疼痛：是局部病变的局限性疼痛，如三叉神经痛引起的局部疼痛。

（2）放射性疼痛：中枢神经、神经根或神经干刺激病变时，疼痛不仅发生在局部，而且扩散到受累神经的支配区。如神经根受到肿瘤或椎间盘的压迫，脊髓空洞症的痛性麻痹。

（3）扩散性疼痛：是刺激由一个神经分支扩散到另一个神经分支而产生的疼痛，如牙疼时，疼痛扩散到其他三叉神经的分支区域。

（4）牵涉性疼痛：内脏病变时出现在相应体表区的疼痛，如心绞痛可引起左胸及左上肢内侧痛，胆囊病变可引起右肩痛。

（5）幻肢痛：是截肢后，感到被切断的肢体仍然存在，且出现疼痛，这种现象称幻肢痛，与下行抑制系统的脱失有关。

（6）灼烧性神经痛：剧烈的烧灼样疼痛，多见于正中神经或坐骨神经损伤后，可能是由于沿损伤轴突表面产生的异位性冲动，或损伤部位的无髓鞘轴突之间发生了神经纤维间接触。

第九节　不自主运动

一、概念

意识清醒的状态下，出现不能自行控制的骨骼肌异常运动称不自主运动。睡眠时停止，情绪激动时增强。

二、病变部位

在锥体外系。锥体系以外与协调运动相关的结构和下行通路，包括基底节、小脑及脑干中诸多核团均为锥体外系。

三、解剖与生理

1．联系环路

基底节中纹状体与运动功能相关密切。

基底节调节运动功能的主要结构基础是纹状体与运动皮质之间的联系环路。

（1）皮质-新纹状体-苍白球（内）-丘脑-皮质回路。

（2）皮质-新纹状体-苍白球（fib）-丘脑底核-苍白球（内）-丘脑-皮质回路。

（3）皮质-新纹状体-黑质-丘脑-皮质回路。

2．神经递质

各种神经递质如谷氨酸、多巴胺和γ氨基丁酸等实现其间的联系与功能平衡。

四、临床症状

（一）静止性震颤

（1）概念：指静止时主动肌与拮抗肌交替收缩引起的节律性颤动，多见于帕金森病。

（2）颤动频率：4～6次/s。

（3）特征性体征：静止时出现，紧张时加重，随意运动时减轻，睡眠时消失，手指震颤如搓丸状；部位：手指、四肢、下颌、唇、颈部等。

（二）肌强直

或称强直性肌张力增高。帕金森患者的伸肌和屈肌张力均增高，出现铅管样强直，即向各方向被动运动遇到的阻力相同；齿轮样强直震颤时，被动运动遇到的阻力断续相间。

（三）舞蹈症

（1）概念：肢体及头面部迅速、无节律、不规则、粗大的不能随意控制的动作称为舞蹈症。

（2）临床表现：转颈、耸肩、挤牛奶样抓握（手指间断性屈伸）、摆手和伸臂等舞蹈样动作。可有扮鬼脸动作，上肢较重；肢体张力低，步态不稳且不规则。重者舞蹈样步态即从一侧向另一侧快速粗大的跳动。

（3）加重或缓解因素：随意运动或情绪激动时加重，安静时减轻，睡眠时消失。

（4）常见疾病：小舞蹈病、Huntington 舞蹈病、药物诱发的舞蹈症如神经安定剂（酚噻嗪类、氟哌啶醇）。偏侧舞蹈症是局限于身体一侧的舞蹈症，中风、肿瘤等常见。

（四）手足徐动症

（1）概念：指肢体远端游走性的肌张力增高或减低的手足徐动动作。

（2）临床表现：手足缓慢如蚯蚓爬行的扭转样蠕动，手指缓慢逐个相继屈曲；伴有肢体远端过度伸张如腕过屈、手指过伸，奇怪的姿势和动作；可伴有异常舌运动的怪相、发音不清等。

（3）常见疾病：神经系统变性疾病最常见，如 Huntington 舞蹈病、Wilson 病、苍白球一黑质色素变性病等，慢性中毒如酚噻嗪类、氟哌啶醇及肝性脑病等；偏侧手足徐动症多见于中风疾病。

（五）偏身投掷运动

（1）临床特征：粗大的无规律的跨越和投掷样运动。

（2）病变部位：对侧丘脑底核及与其联系的苍白球外侧部急性损害，如梗死或小量出血。

（六）肌张力障碍

（1）概念：由于异常肌收缩引起缓慢扭转样不自主运动或姿势异常。

（2）常见疾病：Huntington 舞蹈病、Wilson 病、帕金森综合征、苍白球-黑质色素变性病、酚噻嗪等药物中毒。

（七）扭转痉挛又称扭转性肌张力障碍

（1）概念：因身体同时收缩某一部位主动肌和拮抗肌，产生姿势固定，特点为躯干和肢体近端扭曲。

（2）临床表现：手过伸或过屈、头侧屈或后伸、足内翻、躯干屈曲扭转、眼睛紧闭及固定的怪异表情，依靠支撑站立和行走。

（3）常见疾病：原发性遗传性疾病如早期 Huntington 舞蹈病、Wilson 病、Hallervorden-Spatz 病等，或继发于产伤、脑炎、核黄疸等。

（八）遗传性变形性肌张力障碍

少见的最严重的一种类型。

（九）痉挛性斜颈

或称局限性肌张力障碍，是扭转性肌张力障碍变异型。由于颈部肌肉痉挛性收缩，头部不自主的缓慢转动和弯曲。

（十）抽动秽语综合征

（1）发病年龄儿童多见。

（2）临床表现：初起多以面部肌肉突发性快速无目的重复性抽动，逐渐耸肩、扭颈等。伴有不自主发声（发音肌抽搐），或伴有秽语，频繁者一日十几次至数百次抽动，症状的程度呈波动性变化。

第十节　共济失调

一、概念

因小脑、本体感觉和前庭功能障碍引起的运动不协调和笨拙称共济失调。

特点：患者肌力正常，但四肢、躯干及咽喉肌运动不协调，引起姿势、步态和语言障碍。共济运动：依靠小脑、深感觉、前庭和锥体外系统的参与完成。损害小脑、深感觉、前庭和锥体外系可出现共济失调。

小脑主要参与完成精巧动作。当大脑皮质每发出一次随意运动的指令时，小脑同时发出制动性冲动，协调大脑完成准确的运动或动作。临床上共济失调分为小脑性、深感觉性、大脑性和前庭性。

二、共济失调的分类和表现

（一）小脑性共济失调

1．小脑的发生、结构联系及功能定位

小脑是皮质下重要的运动调节中枢。与大脑皮质、前庭、脊髓联系密切，古小脑（绒球小结→前庭神经核→前庭小脑）维持躯体平衡及眼球运动；旧小脑（蚓部→脊髓→脊髓小脑）维持躯体平衡；新小脑（半球→大脑皮质→皮质小脑）维持肢体协调运动。小脑不能直接产生运动性冲动，起到调节下行运动系统的作用。

2．小脑性共济失调

随意运动的不规则（协调运动障碍）如速度、节律、幅度和力量，伴有肌张力减低、言语障碍及眼球运动障碍。

3．临床表现

（1）姿势和步态的异常：①躯干性共济失调（姿势性共济失调）：小脑蚓部病变。即站立不稳、步态蹒跚、两足远离叉开、左右摇晃不定，并举起上肢以维持平衡。②病位：损害上蚓部易向前倾倒，损害下蚓部易向后倾倒，损害小脑半球时行走向患侧倾斜。严重躯干共济失调者难以坐稳。

（2）协调运动障碍：①临床特征：随意运动的协调性障碍，上肢较下肢重，远端比近端重，完成精细动作较粗大动作困难。在动作的初始和终止时明显表现出运动的速度、节律、幅度和力量不平稳。②辨距不良：两点间的距离辨别不清。③意向性震颤：手或手指运动指向目标时震颤明显。④协同不能：不能协调地完成复杂的精细动作。⑤轮替运动：异常。⑥书写障碍：笔画不匀，字越写越大。以上运动异常组成典型的小脑笨拙综合征。

（3）言语障碍：①临床特征：因发音器官的唇、舌、喉肌共济失调所致。②吟诗样语言：说话缓慢，含糊不清，声音断续、顿挫。③爆发性语言：声音呈爆发性。

（4）眼运动障碍：①临床特征：眼球运动肌的共济运动失调引起粗大的共济失调性眼球震颤。损害与前庭的联系时，可产生双眼来回摆动。②下跳性眼震：偶见。③反弹性眼震：偶见。

（5）肌张力减低：①临床特征：不能维持姿势或体位，较小的力量可使肢体移动，运动幅度增大，行走时上肢摆动的幅度增大，腱反射呈钟摆样。②常见疾病：急性小脑病变。③回弹现象：患者前臂在抵抗外力收缩时，如果外力突然撤去，患者前臂不能立即放松，出现不能控制的打击动作。

（二）大脑性共济失调

额桥束和颞枕桥束联系大脑的额、颞、枕叶和小脑半球，损害时出现共济失调，但大脑性共济失调不如小脑性共济失调症状明显，较少出现眼球震颤。

1. 额叶性共济失调

（1）病变部位：额叶或额桥小脑束。

（2）临床表现：同小脑性共济失调，如步态不稳、向后或向一侧倾倒、体位性平衡障碍；对侧肢体共济失调，腱反射亢进、肌张力增高、病理反射阳性，或额叶损害的精神症状、强握反射和强直性跖反射等。

2. 顶叶性共济失调

（1）病变部位：顶叶。

（2）临床表现：对侧患肢共济失调，闭眼时症状明显，深感觉障碍呈一过性或不严重；损害两侧旁中央小叶后部时双下肢感觉性共济失调及大小便障碍。

3. 颞叶性共济失调

较轻，早期不易发现，可一过性平衡障碍。

（三）感觉性共济失调

1. 临床特征

脊髓后索损害引起深感觉障碍，不能辨别肢体的位置及运动方向，重要的反射冲动丧失。

2. 临床表现

（1）站立不稳。

（2）迈步不知远近，落脚不知深浅。常目视地面，黑暗处步行更加不稳。

（3）特点：通过视觉辅助症状可减轻，睁眼时共济失调不明显，闭眼时明显。闭目难立征阳性，当闭眼时身体立即向前后左右各方向摇晃，幅度较大，甚至倾倒；检查音叉震动觉及关节位置觉缺失。

（四）前庭性共济失调

1. 病变部位

损害前庭引起身体空间定向功能丧失所致。

2. 临床表现

（1）平衡障碍为主，当站立或步行时躯体易向患侧倾斜，摇晃不稳，沿直线行走时更为明显，头位改变则加重症状。

（2）四肢共济运动：多正常。

（3）特点：眩晕、呕吐、眼球震颤明显，双上肢自发性指误。

（4）前庭功能检查：内耳变温（冷热水）试验或旋转试验反应减退或消失。

（5）病变越接近内耳迷路，共济失调症状越明显。

第十一节　尿便障碍

尿便障碍包括排尿障碍和排便障碍，主要由自主神经功能紊乱所致，病变部位在皮质、下丘脑、脑干和脊髓。

一、排尿障碍

排尿障碍是自主神经系统病变的常见症状之一，主要表现为排尿困难、尿频、尿潴留、尿失禁及自动性排尿等，由排尿中枢或周围神经病变所致，也可由膀胱或尿路病变引起。由神经系统病变导致的排尿障碍可称为神经源性膀胱，主要有以下几种类型。

（一）无张力性膀胱

（1）感觉障碍性膀胱：是由脊髓排尿反射弧的传入神经病变引起，病变多位于骶髓后索或后根。此时膀胱感觉丧失，毫无尿意。早期表现为排尿困难，膀胱不能完全排空；晚期表现为尿潴留或充盈性尿失禁，即尿液充盈至一定程度出现尿失禁或尿滴沥，有大量的残余尿。多见于脊髓休克期、多发性硬化、亚急性联合变性及脊髓痨等。

（2）运动障碍性膀胱：是由脊髓排尿反射弧的传出神经病变引起，病变多位于骶髓前角或前根。此时膀胱感觉正常，尿意存在。早期表现为排尿困难，膀胱不能完全排空，伴膨胀感，膨胀严重时有疼痛感；晚期表现为尿缩留或充盈性尿失禁。多见于急性脊髓灰质炎、格林-巴利综合征等。

（二）自主性膀胱

又称为“失神经性膀胱”。是由排尿反射弧中断引起，为脊髓排尿反射中枢、马尾或盆腔内脏神经损害所致。早期表现为不能排尿、膀胱膨胀，晚期为充盈性尿失禁。如不及时处理，膀胱可进行性萎缩。患者常诉马鞍区麻木，查体发现感觉消失。多见于腰骶段的损伤、肿瘤或感染。

（三）反射性膀胱

又称为“自动膀胱”，为骶段以上脊髓横贯性损害所致，排尿完全由脊髓反射控制。由于从排尿高级中枢发出至骶部的传出纤维紧靠锥体束，故当两侧锥体束损害时，不仅丧失了控制外括约肌的能力，而且引起排尿动作所需的牵张反射亢进，导致尿频、尿急以及间歇性尿失禁。多见于横贯性脊髓炎、脊髓高位完全性损伤或肿瘤。

（四）无抑制性膀胱

为脊髓以上的较高级排尿中枢受损所致，病变部位可能位于旁中央小叶、内囊、脑干或弥漫性病变。由于高级排尿中枢对排尿反射的抑制作用减弱，在未达到正常膀胱容量的时候即排尿，表现为尿频尿急，常不能抑制，每次尿量少，膀胱膨胀感存在。多见于脑肿瘤特别是旁中央小叶附近的中线肿瘤、脑血管病、多发性硬化、颅脑手术后及脊髓高位损伤恢复期。

二、排便障碍

排便障碍也是自主神经系统障碍的常见症状之一，主要表现为便秘和大便失禁，排便急迫和自动性排便有时也可见到。可以由神经系统病变引起，也可为消化系统或全身性疾病所致。本节主要叙述由神经系统病变引起的排便障碍。

（1）便秘：便秘是指粪便干结、排便困难或排便不尽感和排便次数减少。主要由于大脑皮质对排便反射的抑制增强所致，多见于脑血管病、颅脑损伤、脑肿瘤等；S_2～S_4 以上的脊髓病变也可出现，多见于脊髓横贯性脊髓炎、多发性硬化、多系统变性等。此外，正常人也可出现便秘，其中精神因素及心理障碍是其高危因子；而老年人由于肠蠕动缓慢、肛肠肌肉过度收缩、精神体质欠佳、饮食因素、运动减少等原因，也易出现便秘。

（2）大便失禁：大便失禁是指粪便在直肠肛门时，肛门内、外括约肌处于弛缓状态，大便不能自控，粪便不时地流出。常见于深昏迷或癫痫发作时。此外，老年性痴呆、脑外伤、马尾神经损伤、肛门直肠及会阴部神经损伤等也可出现。部分老年人由于括约肌功能减弱，也可出现大便失禁现象。

（3）自动性排便：S_2～S_4 以上的脊髓病变中断了高级中枢对脊髓排便反射的抑制，使脊髓排便反射增强，而引起的不受意识控制的排便。患者表现每日自动排便 4～5 次，较自动排尿少见。主要见于各种脊髓病变，如脊髓外伤、横贯性脊髓炎等。

（4）排便急迫：多由躯体疾病引起。神经系统病变出现排便急迫罕见，有时可见于腰骶部神经刺激性病变如炎症、肿瘤等，此时常伴有鞍区痛觉过敏。

第二章　神经内科常见病的诊断方法

第一节　采集病史

一、意义和要求

（1）意义：诊断疾病的基础是准确而完整的采集病史。发病情况、首发症状、病程经过和目前患者的临床状况等全面、完整的病情资料配合神经系统检查，基本上能初步判定病变性质和部位。进一步结合相关的辅助检查，运用学习的神经内科学知识能做出正确的诊断，并制订出有效的治疗方案。

（2）要求：遵循实事求是的原则，不能主观臆断，妄自揣度。要耐心和蔼，避免暗示，注重启发。医生善于描述某些症状，分析其真正含义，如疼痛是否有麻木等，患者如有精神症状、意识障碍等不能叙述病史，需知情者客观地提供详尽的病史。

二、现病史及重点询问内容

现病史是病史中最重要的部分，是对疾病进行临床分析和诊断的最重要途径。

（一）现病史

（1）发病情况：如发病时间、发病急缓、病前明显致病因素和诱发因素。

（2）疾病过程：即疾病进展和演变情况，如各种症状自出现到加重、恶化、复发或缓解甚至消失的经过。症状加重或缓解的原因，症状出现的时间顺序、方式、性质，既往的诊治经过及疗效。

（3）发病急缓：为病因诊断提供基本的信息，是定性诊断的重要线索，如急骤发病常提示血液循环障碍、急性中毒、急性炎症和外伤等；缓慢发病多为慢性炎症变性、肿瘤和发育异常性疾病等。

（4）疾病首发症状：常提示病变的主要部位，为定位诊断提供了依据。

（5）疾病进展和演变情况：提供正确治疗依据和判断预后。

（二）重点加以询问

1．头痛

头痛是指额部、顶部、颞部和枕部的疼痛，询问病史应注意。

（1）部位：全头痛或局部头痛。

（2）性质：如胀痛、隐痛、刺痛、跳痛、紧箍痛和割裂痛等。

（3）规律：发作性或持续性。

（4）持续时间及发作频率。

（5）发作诱因及缓解因素：与季节、气候、头位、体位、情绪、饮食、睡眠、疲劳及脑脊液压力暂时性增高（咳嗽、喷嚏、用力、排便、屏气）等的关系。

（6）有无先兆：恶心、呕吐等。

（7）有无伴发症状：如头晕、恶心、呕吐、面色潮红、苍白、视物不清；闪光、复视、畏光、耳鸣、失语、倦睡、瘫痪、晕厥和昏迷等。

2．疼痛

问询与头痛类似内容，注意疼痛与神经系统定位的关系，如放射性疼痛（如根痛）、局部性疼痛、或扩散性疼痛（如牵涉痛）等。

3．抽搐

问询患者的全部病程或询问了解抽搐发作全过程的目睹发作者。

（1）先兆或首发症状：发作前是否有如感觉异常、躯体麻木、视物模糊、闪光幻觉、耳鸣和怪味等，目击者是否确证患者有失神、瞪视、无意识言语或动作等。

（2）发作过程：局部性或全身性，阵挛性、强直性或不规则性，意识有无丧失、舌咬伤、口吐白沫及尿失禁等。

（3）发作后症状：有无睡眠、情感变化、精神异常、全身酸痛和肢体瘫痪等，发作经过能否回忆。

（4）病程经过：如发病年龄，有无颅脑损伤、脑炎、脑膜炎、高热惊厥和寄生虫等病史；发作频率如何，发作前有无明显诱因，与饮食、情绪、疲劳、睡眠和月经等的关系；既往治疗经过及疗效等。

4．瘫痪

（1）发生的急缓。

（2）瘫痪部位（单瘫、偏瘫、截瘫、四肢瘫或某些肌群）。

（3）性质（痉挛性或弛缓性）。

（4）进展情况（是否进展、速度及过程）。

（5）伴发症状（发热、疼痛、失语、感觉障碍、肌萎缩、抽搐或不自主运动）等。

5．感觉障碍

（1）性质：痛觉、温度觉、触觉或深感觉缺失，完全性或分离性感觉缺失，感觉过敏，感觉过度等。

（2）范围：末梢性、后根性、脊髓横贯性、脊髓半离断性。

（3）发作过程。

（4）感觉异常：麻木、痒感、沉重感、针刺感、冷或热感、蚁走感、肿胀感、电击感和束带感等，其范围具有定位诊断价值。

6．视力障碍

（1）视力减退程度或失明。

（2）视物不清是否有视野缺损、复视或眼球震颤；应询问复视的方向、实像与虚像的位置关系和距离。

7．语言障碍

如发音障碍，言语表达、听理解、阅读和书写能力降低或丧失等。

8．睡眠障碍

如嗜睡、失眠（入睡困难、早醒、睡眠不实）和梦游等。

9．脑神经障碍

如口眼歪斜、耳鸣、耳聋、眼震、眩晕、饮水呛咳、构音障碍等。

10．精神障碍

如焦虑、抑郁、惊恐、紧张等神经症，偏执及其他精神异常等。

三、既往史

指患者既往的健康状况和曾患过的疾病、外伤、手术、预防接种及过敏史等，神经系统疾病着重询问如下内容。

（1）感染：是否患过流行病、地方病或传染病，如脑膜炎、脑脓肿、脑炎、寄生虫病和上呼吸道感染、麻疹、腮腺炎或水痘等。

（2）外伤及手术：头部或脊柱有无外伤、手术史，有无骨折、抽搐、昏迷或瘫痪、有无后遗症状等。

（3）过敏及中毒：有无食物、药物过敏及中毒史，金属或化学毒物如汞、苯、砷、锰、有机磷等接触和中毒史，有无放射性物质、工业粉尘接触和中毒史。

（4）内科疾病：有无高血压、糖尿病、动脉硬化、血液病、癌症、心脏病、心肌梗死、心律不齐、大动脉炎和周围血管栓塞等病史。

四、个人史

详细了解患者的社会经历、职业及工作性质，个人的生长发育、母亲妊娠时健康状况，生活习惯与嗜好（烟酒嗜好及用量，毒麻药的滥用情况等）、婚姻史及夜游史，饮食、睡眠的规律和质量，右利、左利或双利手等；妇女需询问月经史和生育史。

五、家族史

询问家族成员中有无患同样疾病，如进行性肌营养不良症、癫痫、橄榄核脑桥小脑萎缩、遗传性共济失调症、周期性瘫痪、肿瘤、偏头痛等。

第二节　神经系统检查

神经系统检查所获得的体征是诊断疾病的重要临床依据。

一、一般检查

检查和评估患者的一般状况如意识、精神状态、脑膜刺激征、头部、颈部、躯干和四肢等。

1．意识状态

通常将意识障碍的清醒程度分为五级。

（1）嗜睡

意识障碍：早期表现，较轻。

临床特征：精神萎靡，表情淡漠，动作减少，持续地处于睡眠状态；能被大声唤醒、能正确回答简单问题及配合身体检查，但刺激停止后又进入睡眠。

（2）昏睡

意识障碍：较嗜睡严重。

临床特征：需较强烈疼痛刺激或高声喊叫方能唤醒，醒后表情茫然，虽能简单含混地回答问话，但不能配合身体检查，刺激一旦停止，旋即进入熟睡。

（3）浅昏迷

意识障碍：抑制水平达到皮层，较昏睡严重。

临床特征：患者意识丧失，对强烈疼痛刺激如压眶可有反应，但高声喊叫不能唤醒；无意识的自发动作较少；腹壁反射消失，但角膜反射、光反射、咳嗽反射、吞咽反射、腱反射存在，生命体征无明显改变。

（4）中度昏迷

意识障碍：抑制达到皮层下，较浅昏迷严重。

临床特征：对强烈疼痛刺激无反应，四肢完全瘫痪，病理反射阳性，腱反射减弱；角膜反射、光反射、咳嗽反射和吞咽反射减弱，呼吸和循环功能尚稳定。

（5）深昏迷

意识障碍：抑制达到脑干，意识障碍程度最严重。

临床特征：四肢弛缓性瘫痪；腱反射、病理反射均消失；眼球固定，瞳孔散大，角膜反射、光反射、咳嗽反射和吞咽反射均消失；呼吸、循环和体温调节功能障碍。

2．特殊意识障碍

谵妄状态，模糊状态。

3．精神状态

检查认知、意识、情感、行为等方面，如错觉、幻觉、妄想、情感淡漠和情绪不稳等；通过检查理解力、定向力、记忆力、判断力、计算力等，判定是否有智能障碍。

4．脑膜刺激征

检查颈强、克匿格（Kernig）征、布鲁津斯基（Brudzinski）征等，脑膜刺激征常见于脑膜炎、脑炎、蛛网膜下隙出血、脑水肿及颅内压增高等情况，深昏迷时脑膜刺激征可消失。检查方法包括以下几种。

（1）屈颈试验：不同程度的颈强表现、被动屈颈受限，应排除颈椎疾病方可确认为脑膜刺激征。

（2）克匿格征：仰卧位，检查者先将大腿与膝关节屈曲成直角，然后检查者由膝关节处试行伸直其小腿，若出现疼痛而伸直受限，大、小腿间夹角＜135°，称为Kernig征阳性。

颈强-Kernig征分离，即颈强阳性而Kernig征阴性，见于后颅窝占位性病变如小脑扁桃体疝。

（3）布鲁津斯基试验：仰卧位，屈颈时出现双侧髋、膝部屈曲（颈部征）；叩击耻骨联合时双侧下肢屈曲和内收（耻骨联合征）；一侧下肢膝关节屈曲，检查者使该侧下肢向腹部屈曲，对侧下肢亦发生屈曲（下肢征），皆为Brudzinski征阳性。

5．头部

（1）头颅部

视诊：观察头颅大头、小头畸形；外形是否对称，有无尖头、舟状头畸形，有无凹陷、肿块、手术切口、瘢痕等；透光试验对儿童脑积水常有诊断价值。

触诊：头部有无压痛、触痛、隆起、凹陷，婴儿囟门是否饱满，颅缝有无分离等。

叩诊：有无叩击痛，脑积水患儿弹击颅骨可有空瓮音。

听诊：颅内血管畸形、血管瘤、大动脉部分阻塞时，在病灶上方闻及血管杂音。

（2）面部：面部有无畸形、面肌萎缩或抽动、色素脱失或沉着，脑-面血管瘤病的面部可见血管色素斑痣，结节硬化症的面部可见皮脂腺瘤。

（3）五官：眼部眼睑有无下垂，眼球外凸或内陷，角膜有无溃疡，角膜缘有无黄绿色或棕黄色的色素沉积环（见于肝豆状核变性）等；口部有无唇裂、疱疹等，鼻部畸形、鼻窦区压痛。

6．颈部

双侧是否对称，有无颈强、疼痛、活动受限、姿态异常（如强迫头位、痉挛性斜颈）等；后颅窝肿瘤、颈椎病变可见强迫头位及颈部活动受限；颈项粗短，后发际低。颈部活动受限可见颅底凹陷症和颈椎融合症；双侧颈动脉搏动是否对称。

7．躯干和四肢

检查脊柱、骨骼、四肢有无叩痛、压痛、畸形、强直等；肌肉有无萎缩、疼痛、握痛等；肌营养不良见于肌肉萎缩、翼状肩胛及腰椎前凸等；脊髓型共济失调和脊髓空洞症可见脊柱侧凸。

二、脑神经检查

1．嗅神经（Ⅰ）

（1）有无主观嗅觉障碍：如嗅幻觉等。

（2）检查嗅觉障碍：患者闭目，闭塞一侧鼻孔，用牙膏或香烟等置于受检者的鼻孔，令其说出是何气味。乙酸、乙醇和福尔马林等刺激三叉神经末梢，不能用于嗅觉检查；鼻腔如有炎症或阻塞时不做此检查。

（3）嗅觉减退或消失：嗅神经和鼻本身病变时出现。幻嗅见于嗅中枢病变。

2．视神经（Ⅱ）

主要检查视力、视野和眼底。

（1）视力：分远视力和近视力，分别用国际远视力表或近视力表（读字片）进行检查。视力极其严重减退时，可用电筒检查光感，光感消失则为完全失明。

（2）视野：眼睛正视前方并固定不动时看到的空间范围称为视野。

检查时分别测试双眼，正常人均可看到向内约 60°，向外 90°～100°，向上约 50°～60°，向下 60°～75°，外下方视野最大。

视野检查法：常用的手动法和较为精确的视野计法。临床上常粗略地用手动法（对向法）加以测试，患者背光于检查者对面而坐，相距 60～100cm。测试左眼时，患者以右手遮其右眼，以左眼注视检查者的右眼，检查者以食指或其他试标在两人中间位置分别从上内、下内、上外和下外的周围向中央移动，直至患者看见为止，并与检查者本人的正常视野比较。

（3）眼底检查：无须散瞳，否则将影响瞳孔反射的观察。患者背光而坐，眼球正视前方。正常眼底的视神经乳头呈圆形或椭圆形、边缘清楚、颜色淡红。生理凹陷清晰；动脉色鲜红，静脉色暗红，动静脉管径比例正常为 2:3。注意视乳头的形态、大小、色泽、边缘等，视网膜血管有无动脉硬化、充血、狭窄、出血等，视网膜有无出血、渗出、色素沉着和剥离等。

3．动眼、滑车和外展神经（Ⅱ、Ⅳ、Ⅵ）

由于共同支配眼球运动，故可同时检查。

（1）外观：上眼睑是否下垂，睑裂是否对称，眼球是否前突或内陷、斜视、同向偏斜，以及有无眼球震颤。

（2）眼球运动：手动检查是最简便的复视检查法，患者头面部不动，眼球随检查者的手指向各个方向移动；检查集合动作，注意眼球运动是否受限及受限的方向和程度，观察是否存在复视和眼球震额。

（3）瞳孔：注意瞳孔的大小、形状、位置及是否对称，正常人瞳孔呈圆形、边缘整齐、位置居中，直径 3～4mm，直径＜2mm 为瞳孔缩小，＞5mm 为瞳孔扩大。

（4）瞳孔反射：①瞳孔光反射光线刺激瞳孔引起瞳孔收缩，直接光反射是指光线刺激一侧瞳孔引起该侧瞳孔收缩；间接光反射是指光线刺激一侧瞳孔引起该侧瞳孔收缩的同时，对侧瞳孔亦收缩，如受检侧视神经损害，则直接及间接光反射均迟钝或消失。②调节反射，两眼注视远处物体时，突然注视近处物体引起两眼会聚、瞳孔缩小的反射。

4．三叉神经（Ⅴ）

三叉神经（Ⅴ）属于混合神经。

（1）感觉功能：分别采用圆头针（痛觉）、棉签（触觉）及盛有冷热水（温觉）的试管检测面部三叉神经分布区域的皮肤，进行内外侧和左右两侧对比。若面部呈葱皮样分离性感觉障碍为中枢性（节段性）病变；若病变区各种感觉均缺失为周围性感觉障碍。

（2）运动功能：患者用力做咀嚼动作时，检查者以双手压紧颞肌，咬肌，感知其紧张程度，观察是否肌无力、萎缩及是否对称等。然后嘱患者张口，以上下门齿中缝为标准判定其有无偏斜，如一侧翼肌瘫痪时，下颌则偏向患侧。

（3）反射：①角膜反射，将棉絮捻成细束，轻触角膜外缘，正常表现为双侧的瞬目动作；直接角膜反射是指受试侧的瞬目动作发生；间接角膜反射为受试对侧发生瞬目动作。②角膜反射径路，角膜→三叉神经眼支→三叉神经感觉主核→双侧面神经核→面神经→眼轮匝肌；如受试侧三叉神经麻痹，则双侧角膜反射消失，健侧受试仍可引起双侧角膜反射。③下颌反射：患者略张口，叩诊锤轻轻叩击放在其下颌中央的检查者的拇指，引起下颌上提现象，脑干的上运动神经元病变时呈增强表现。

5．面神经（Ⅶ）

面神经（Ⅶ）属于混合神经，主要支配面部表情肌的运动和舌前 2/3 的味觉。

（1）运动功能：注意额纹、眼裂、鼻唇沟和口角是否对称及有无瘫痪，嘱患者做皱额、皱眉、瞬目、示齿、鼓腮和吹哨等动作。一侧中枢性面神经瘫痪时引起对侧下半面部表情肌瘫痪；一侧周围性面神经麻痹则引起同侧面部的所有表情肌瘫痪。

（2）味觉检查：以棉签蘸取少量食盐、食糖等溶液，嘱患者伸舌，涂于舌前部的一侧，识别后用手指出事先写在纸上的甜、咸等字之一，其间不能讲话、不能缩舌、不能吞咽。每次试过一种溶液后，需用温水漱口，并分别检查舌的两侧以对照。

6．位听神经（Ⅷ）

位听神经（Ⅷ）包括蜗神经和前庭神经。

（1）蜗神经：是传导听觉的神经，损害时出现耳鸣和耳聋。使用表声或音叉进行检查，声音由远及近，测量患者单耳时（另侧塞住），辨别能够听到声音的距离。再同另一侧耳相比较，并和检查者比较。如使用电测听计进行检测可获得准确的资料。

传导性耳聋：主要是低频音的气导被损害；感音性耳聋：主要是高频音的气导和骨导均下降；通过音叉测试 Rinne 试验和 Weber 试验鉴别传导性耳聋和感音性耳聋。

Rinne 试验（骨导气导比较试验）：将震动音叉（128Hz）置于患者一侧后乳突上，当骨导（BC）不能听到声音后，将音叉置于该侧耳旁，直至患者的气导听不到声音为止，再测另一侧；正常时气导约为骨导 2 倍；Rinne 试验阳性即感音性耳聋时，气导长于骨导；Rinne 试验阴性即传导性耳聋时，骨导长于气导。

Weber 试验（双侧骨导比较试验）：放置震动的音叉于患者的颅顶正中，正常时感觉音位于正中。Weber 试验阳性即传导性耳聋时声响偏于患侧；Weber 试验阴性即感音性耳聋时声响偏于健侧。

（2）前庭神经：损害时眩晕、眼震、平衡障碍、呕吐等出现。

注意观察有无自发性症状，前庭功能还可通过诱发实验观察诱发的眼震加以判定，常用的诱发实验如下。

温度刺激试验：用热水或冷水灌注外耳道，引起两侧前庭神经核接受冲动的不平衡即产生眼震。测试时患者仰卧，头部抬起 30°，灌注冷水时快相向对侧，热水时眼震的快相向同侧；正常时眼震持续 1.5～2 秒，前庭受损时该反应减弱或消失。

转椅试验（加速刺激试验）：患者坐在旋转椅上，闭目，头前屈 80°，快速向一侧旋转后突然停止，然后让患者睁眼注视远处。正常时快相与旋转方向一致的眼震，持续大约 30 秒，＜15 秒时提示有前庭功能障碍。

7．舌咽神经、迷走神经（Ⅸ、Ⅹ）

二者的解剖和功能关系密切，常同时受累，故常同时检查。

（1）运动功能检查：观察说话有无鼻音、或声音嘶哑，或失声，询问有无吞咽困难、饮水发呛等，观察悬雍垂是否居中，双侧腭咽弓是否对称；嘱患者发“啊”音，观察双侧软腭抬举是否一致，悬雍垂是否偏斜等。一侧麻痹时，患侧腭咽弓低垂，软腭不能上提，悬雍垂偏向健侧；双侧麻痹时，悬雍垂仍居中，但双侧软腭抬举受限甚至完全不能。

（2）感觉功能检查：用压舌板或棉签轻触两侧软腭或咽后壁，观察感觉情况。

（3）味觉检查：舌后 1/3 味觉由舌咽神经支配，检查方法同面神经味觉。

（4）反射检查：①咽反射，张口，用压舌板分别轻触两侧咽后壁，正常时咽部肌肉收缩和舌后缩出现，伴有恶心等反应。②眼心反射，该反射由三叉神经眼支传入，迷走神经心神经支传出，迷走神经功能亢进者此反射加强（脉搏减少 12 次以上），迷走神经麻痹者此反射减退或缺失，交感神经亢进者脉搏不减慢甚至加快（称倒错反应）；检查方法：检查者使用食指和中指对双侧眼球逐渐施加压力，20～30 秒，正常人脉搏减少 10～12 次/min。③颈动脉窦反射，一侧颈总动脉分叉处被检查者以食指和中指按压可使心率减慢，此反射由舌咽神经传入，由迷走神经传出；按压部分患者如颈动脉窦过敏者时引起心率过缓、血压降低、晕厥甚至昏迷，需谨慎行之。

8．副神经（Ⅺ）

检查方法：检查者加以阻力让患者向两侧分别做转颈动作，比较两侧胸锁乳突肌收缩时的坚实程度和轮廓。斜方肌的功能是将枕部向同侧倾斜，抬肩和旋肩并协助臂部的上抬，双侧收缩时导致头部后仰。检查时在耸肩或头部向一侧后仰时加以阻力。

损害一侧副神经时同侧胸锁乳突肌及斜方肌萎缩、垂肩和斜颈，无力或不能耸肩（患侧）及转颈（向对侧）。

9．舌下神经（Ⅻ）

观察舌在口腔内的位置及形态，嘱伸舌，有无歪斜、舌肌萎缩和舌肌颤动。

一侧舌下神经麻痹时，伸舌向患侧偏斜；核下性损害时，患侧舌肌萎缩，核性损害见明显的肌束颤动，核上性损害则伸舌向病灶对侧偏斜；双侧舌下神经麻痹时，伸舌受限或不能。

三、运动系统检查

包括肌营养、肌力、肌张力、不自主运动、共济运动、姿势及步态等。

1．肌营养

观察和比较双侧对称部位的肌肉外形及体积，及时发现肌萎缩及假性肥大。下运动神经元损害及肌肉疾病时发生肌萎缩，进行性肌营养不良症的假肥大型时，腓肠肌和三角肌多见假性肥大即肌肉外观肥大，触之坚硬，力量减弱。

2．肌张力

（1）肌张力：在肌肉松弛状态下，做被动运动时检查者所遇到的阻力。静止肌张力指患者静止状态下的肌肉力量。用手握其肌肉观察其紧张程度，肌肉柔软弛缓为肌张力低，肌肉较硬为肌张力高。用叩诊锤轻敲受检肌肉听其声音，声调低沉则肌张力低，声调高而脆则肌张力高。手持患者的肢体做被动屈伸运动并感受其阻力，阻力减低或消失、关节活动范围较大为肌张力降低；阻力增加、关节活动范围缩小则为肌张力增高。轻微的肌张力改变可用辅助方法如头部下坠试验、肢体下坠试验和下肢摆动试验等。

（2）肌张力减低：见于下运动神经元病变、小脑病变及肌原性病变。

（3）肌张力增高：见于锥体束病变和锥体外系病变。锥体束病变表现为痉挛性肌张力增高，即上肢屈肌及下肢的伸肌肌张力增高明显，开始做被动运动时阻力较大，然后迅速减小，称折刀样肌张力增高。锥体外系病变表现为强直性肌张力增高，即伸肌和屈肌的肌张力均增高，做被动运动时向各个方向的阻力呈均匀一致，称铅管样肌张力增高（不伴震颤），如伴有震颤则出现规律而断续的停顿，称齿轮样肌张力增高。

3．肌力

指肢体随意运动时肌肉收缩的力量。

（1）上运动神经元病变及多发性周围神经损害：瘫痪呈肌群性分布，可对肌群进行检查，以关节为中心检查肌群的屈、伸、外展、内收、旋前、旋后等。

（2）周围神经损害和脊髓前角病变：瘫痪呈节段性分布，分别检查单块肌肉。检查者施予阻力，肌肉做相应的收缩运动，患者用力维持某一姿势，检查者用力使其改变，以判断肌力。

（3）肌力分级：神经内科学采用 0～5 级的六级记录法。

0 级：完全瘫痪。

1 级：肢体肌肉可收缩，但不能产生动作。

2 级：肢体能在床面上移动，但不能抬起，即不能抵抗自身重力。

3 级：肢体能离开床面，能抵抗重力。但不能抵抗阻力。

4 级：肢体能做抗阻力的动作，但未达到正常。

5 级：正常肌力。

（4）检查肌群的肌力：指关节、腕关节、肘关节、膝关节的屈、伸功能；肩关节的内收、外展功能；髋关节的屈、伸、内收、外展功能；趾关节、踝关节的背屈、距屈功能；颈部的后仰、前屈功能；检查躯干的肌肉可嘱患者仰卧位抬头并抵抗检查者的阻力，查其腹肌收缩力；或俯卧位抬头查其脊旁肌收缩力。

（5）主要肌肉的肌力检查方法：见表 2-1。

表 2-1　主要肌肉的肌力检查方法

肌肉	节段	神经	功能	检查方法
三角肌	$C_{5\sim6}$	腋	上臂外展	上臂水平外展位，检查者将肘部向下压
肱二头肌	$C_{5\sim6}$	肌皮	前臂屈曲、旋后	屈肘并使旋后，检查者加阻力
肱桡肌	$C_{5\sim6}$	桡	前臂屈曲、旋前	前臂旋前，之后屈肘，检查者加阻力
肱三头肌	$C_{7\sim8}$	桡	前臂伸直	肘部做伸直动作，检查者加阻力
腕伸肌	$C_{6\sim8}$	桡	腕背屈、外展、内收	检查者自手背桡侧或尺侧加阻力
腕屈肌	C_7～T_1	正中、尺	屈腕、外展、内收	检查者自掌部桡侧或尺侧加阻力
指总伸肌	$C_{6\sim8}$	桡	2～5 指掌指关节伸直	屈曲末指节和中指节后，检查者在近端指节处加压
拇伸肌	$C_{7\sim8}$	桡	拇指关节伸直	伸拇指，检查者加阻力
拇屈肌	C_7～T_1	正中、尺	拇指关节屈曲	屈拇指，检查者加阻力
指屈肌	C_7～T_1	正中、尺	指关节伸直	屈指，检查者于指节处上抬

续表

肌肉	节段	神经	功能	检查方法
桡侧腕屈肌	$C_{6\sim7}$	正中	腕骨屈曲和外展	指部松弛，腕部屈曲，检查者在手掌桡侧加压
尺侧腕屈肌	C_7～T_1	尺	腕骨屈曲和内收	指部松弛，腕部屈曲，检查者在手掌尺侧加压
髂腰肌	$L_{2\sim4}$	腰丛、股	髋关节屈曲	屈髋屈膝，检查者加阻力
股四头肌	$L_{2\sim4}$	股	膝部伸直	伸膝，检查者加阻力
股收肌	$L_{2\sim5}$	闭孔、坐骨	股部内收	仰卧、下肢伸直，两膝并拢，检查者分开之
股展肌	L_4～S_1	臀上	股部外展并内旋	仰卧，下肢伸直，两膝外展，检查者加阻力
股二头肌	L_4～S_2	坐骨	膝部屈曲	俯卧，维持膝部屈曲，检查者加阻力
臀大肌	L_5～S_2	臀下	髋部伸直并外旋	仰卧，膝部屈曲 90°，将膝部抬起，检查者加阻力
胫前肌	$L_{4\sim5}$	腓深	足部背屈	足部背屈，检查者加阻力
腓肠肌	L_5～S_2	胫	足部跖屈	膝部伸直，跖屈足部，检查者加阻力
踇伸肌	L_4～S_1	腓深	踇趾伸直和足部背屈	拇趾背屈，检查者加阻力
踇屈肌	L_5～S_2	胫	踇趾跖屈	拇趾跖屈，检查者加阻力
趾伸肌	L_4～S_1	腓深	足 2～5 趾背屈	伸直足趾，检查者加阻力
趾屈肌	L_5～S_2	胫	足趾跖屈	跖屈足趾，检查者加阻力

（6）常用的轻瘫检查法：①上肢平伸试验，患者手心向下，平伸上肢，数分钟后轻瘫侧上肢逐渐下垂而低于健侧，同时轻瘫侧自然旋前，掌心向外，故亦称手旋前试验。②Barre 分指试验，患者两手相对，伸直五指并分开，数秒钟后轻瘫侧手指逐渐并拢和屈曲。③轻偏瘫侧小指征，手心向下，双上肢平举，轻瘫侧小指轻度外展。④Jackson 征，患者仰卧，两腿伸直，轻瘫侧下肢呈外展外旋位。⑤下肢轻瘫试验，患者仰卧，将两下肢膝、髋关节均屈曲成直角，数秒钟后轻瘫侧下肢逐渐下落。

4．不自主运动

是否存在不自主的异常动作，如震颤（静止性、姿势性、动作性）、舞蹈样动作、肌束颤动、肌阵挛、颤搐、手足徐动等，注意出现的部位、范围、规律、程度，其与情绪、动作、饮酒、寒冷等的关系，注意询问家族史和遗传史。

5．共济运动

观察日常活动，如吃饭、取物、书写、穿衣、系扣、讲话、站立及步态等，因瘫痪、不自主动作和肌张力增高也可导致随意动作障碍，故应先予排除然后检查。

（1）指鼻试验：患者上肢伸直，用食指指尖以不同速度和方向反复触及自己的鼻尖，比较睁眼闭眼，比较左右两侧，共济运动障碍时，动作笨拙，越接近目标时，动作越迟缓及（或）手指出现动作性震颤（意向性震颤），指鼻不准，常超过目标或未及目标即停止（辨距不良）。感觉性共济失调者睁眼做此试验时正常或仅有轻微障碍，闭眼时则明显异常。

（2）对指试验：患者上肢向前伸直，用食指指尖指向检查者伸出的食指，进行睁眼、闭眼对比，左右两侧对比。正常人睁眼、闭眼相差不超过 2～5cm，小脑性共济失调者患侧上肢常向患侧偏斜；感觉性共济失调者睁眼时尚可，闭眼时偏斜较大，但无固定的偏斜方向；前庭性共济失调者两侧上肢均向患侧偏斜。

（3）快复轮替试验：嘱患者反复做快速的重复性动作，如前臂的内旋和外旋，或足趾反复叩击地面，或一侧手掌、手背快速交替连续拍打对侧手掌等。共济失调者动作不协调、笨拙、快慢不一，称快复轮替运动不能。

（4）跟-膝-胫试验：分三个步骤完成该试验。仰卧，伸直抬起一侧下肢；然后将足跟置于对侧下肢的膝盖下方；接着足跟沿胫骨前缘直线下移。小脑性共济失调者抬腿触膝时出现辨距不良（意向性震颤），向下移时常摇晃不稳；感觉性共济失调者闭眼时常难以寻到膝盖。

（5）反跳试验：患者用力屈肘，检查者用力握其腕部使其伸直，然后突然松手。小脑性共济失调者因不能正常控制拮抗肌和主动肌的收缩时限和幅度，使拮抗肌的拮抗作用减弱，在突然松手时，屈曲的前臂可反击到自己的身体，称反跳试验阳性。

（6）闭目难立（Romberg）征：平衡性共济失调的检查方法，患者双足并拢站立，双手向前平伸，然后闭目。共济失调者摇摆不稳或倾斜。有临床意义。

后索病变：睁眼站立较稳，闭眼时不稳，即通常的 Romberg 征阳性。

小脑病变：睁眼闭眼均不稳，闭眼更明显，蚓部病变时易向后倾倒，小脑半球病变向患侧倾倒。

前庭迷路病变：闭眼后身体不立即摇晃或倾倒，经过一段时间后出现身体摇晃，身体多两侧倾倒，摇晃的程度逐渐加强。

（7）无撑坐起试验：仰卧，不用手臂支撑而试行坐起时，正常人躯干屈曲同时下肢下压；小脑性共济失调者髋部和躯干同时屈曲，双下肢抬离床面，坐起困难，称联合屈曲征。

6．姿势及步态

（1）痉挛性偏瘫步态

特征：患侧上肢旋前、内收，肘、腕、指关节屈曲，下肢伸直、外旋，足尖着地，行走时患侧上肢的协同摆动动作消失，患侧骨盆抬高，呈向外的划圈样步态。

常见疾病：急性脑血管病后遗症。

（2）痉挛性截瘫步态

特征：肌张力增高，引起双下肢强直内收，行走时呈交叉到对侧的剪刀样步态。

常见疾病：双侧锥体束损害和脑性瘫痪等。

（3）慌张步态

特征：行走时起步及止步困难，步伐细小，双足擦地而行，碎步前冲，躯干僵硬前倾，双上肢协同摆动动作消失。

常见疾病：帕金森综合征或帕金森病。

（4）醉酒步态

特征：步态蹒跚、前后倾斜、摇晃，似乎随时失去平衡而跌倒。

常见疾病：乙醇中毒或巴比妥类中毒。醉酒步态与小脑性步态的区别：醉酒严重者行走时向许多不同方向摇晃，极少或根本不能通过视觉来纠正其蹒跚步态，小脑性或感觉性共济失调者可通过视觉来纠正其步态。醉酒者可在短距离的狭窄基底平面上行走并保持平衡。

（5）小脑性步态

特征：行走时双腿分开较宽，走直线困难，左右摇晃，常向患侧方倾斜，状如醉汉，易与醉酒步态混淆，但绝非醉酒步态。

常见疾病：小脑性共济失调如多发性硬化、小脑肿瘤（如成神经管细胞瘤累及蚓部的病变）、脑卒中及遗传性小脑性共济失调、橄榄-桥脑-小脑萎缩、迟发性小脑皮质萎缩症等。

（6）感觉性共济失调步态

特征：表现为踵步即下肢动作粗大沉重，高抬足而后突然抛出，足踵坚实地打在地面上，可听到踏地声，长短高低不规则的步伐，闭目时或黑夜里行走更明显，甚至依靠拐杖支撑着体重。

常见疾病：见于累及脊髓后索的疾病，如脊髓亚急性联合变性、脊髓结核、多发性硬化、Friedreich 共济失调、脊髓压迫症（如脑脊膜瘤和强直性椎关节炎等）。

（7）跨阈步态

特征：足下垂，行走时高抬患肢，如跨越门槛样，患者平衡不失调，但常被脚下的小物体绊倒。

常见疾病：腓总神经麻痹、腓骨肌萎缩症、慢性获得性轴索神经病、进行性脊肌萎缩症和脊髓灰质炎等。

（8）肌病步态

特征：行走时臀部左右摇摆，故称摇摆步态或鸭步。

常见疾病：进行性肌营养不良因盆带肌无力而致脊柱前凸。

（9）癔病步态

特征：奇形怪状的步态，下肢肌力正常，但步态蹒跚，或摇摆步态，似欲跌倒而罕有跌倒自伤者。

常见疾病：心因性疾病如癔病等。

四、感觉系统检查

1．浅感觉检查

（1）痛觉：使用叩诊锤的针尖或大头针轻刺皮肤，询问有无疼痛感觉。

（2）温度觉：使用玻璃试管分别装热水（40℃～50℃）和冷水（0℃～10℃），交替接触患者皮肤，让其辨出冷、热感觉。

（3）触觉：使用软纸片或棉签轻触皮肤，询问有无感觉。

2．深感觉检查

（1）运动觉：嘱患者闭目，检查者的手指夹住患者手指或足趾两侧，上下活动，让患者辨别出移动的方向。

（2）位置觉：嘱患者闭目，检查者将其肢体摆成某一姿势，请患者描述该姿势或用对侧肢体模仿。

（3）振动觉：将振动的 128Hz 音叉柄置于骨隆起处如手指、尺骨茎突、鹰嘴、锁骨、脊椎棘突、髂前上棘、内外踝、胫骨等处，询问并两侧对比有无振动感和持续时间。

3．复合感觉（皮质感觉）检查

（1）定位觉：患者闭目，用手指或棉签轻触患者皮肤后，请患者指出受触的部位，正常误差手部＜3.5mm，躯干部＜1cm。

（2）两点辨别觉：患者闭目，使用分开一定距离的叩诊锤的两尖端或钝角双角规接触其皮肤，如感觉为两点，则缩小其间距，直至感觉为一点为止、两点需用力相等，同时刺激；正常时指尖为2～8mm，手背为 2～3cm，躯干为 6～7cm。

（3）图形觉：患者闭目，用纯针在患者皮肤上画出圆形或三角形、或写出 1、2、3 等数字，请患者辨出，亦应双侧对照进行。

（4）实体觉：患者闭目，令其用单手触摸常用物品如钥匙、钢笔、纽扣、硬币等，说出物品形状和名称，亦需两手比较。

五、反射检查

反射检查包括深反射、浅反射、阵挛和病理反射等。

1．深反射

（1）肱二头肌反射

神经支配：反射中心为 $C_{5\sim6}$，经肌皮神经传导。

检查方法：患者肘部屈曲约成直角，检查者右手持叩诊锤叩击置于肘部肱二头肌腱上的左拇指甲或左中指指甲，出现因肱二头肌收缩引起的屈肘动作。

（2）肱三头肌反射

神经支配：反射中心为 $C_{6\sim7}$，经桡神经传导。

检查方法：患者上臂外展，肘部半屈，检查者用左手托持患者前臂，右手持叩诊锤叩击鹰嘴上方的肱三头肌腱，反射为肱三头肌收缩而致前臂伸直。

（3）桡反射

神经支配：反射中心为 $C_{5\sim6}$，经桡神经传导。

检查方法：患者肘部半屈，前臂半旋前，检查者持叩诊锤叩击其桡骨下端，反射为肱桡肌收缩引起肘部屈曲、前臂旋前。

（4）膝反射

神经支配：反射中心为 $L_{2\sim4}$，经股神经传导。

检查方法：患者坐位，小腿自然放松下垂与大腿成 90°；卧位检查时，检查者左手托起两膝关节使小腿与大腿成 120°，用叩诊锤叩击膑骨上的股四头肌腱，表现为股四头肌收缩引起膝关节伸直、小腿突然前伸。

（5）踝反射

神经支配：反射中心为 $S_{1\sim2}$，经胫神经传导。

检查方法：患者仰卧位或俯卧位时，膝部屈曲约 90°，检查者用左手使其足部背屈约 90°，叩击跟腱；或让患者跪于床边，使足悬于床外，叩击跟健，反射为腓肠肌和比目鱼肌收缩而致足跖屈。

（6）阵挛：腱反射极度亢进时出现。

髌阵挛。检查方法：仰卧，下肢伸直，检查者用手指捏住患者髌骨上缘，突然和持续向下推动，引起髌骨连续交替性上下颤动。

踝阵挛。检查方法：检查者用左手托住患者腘窝，以右手握其足前部，突然使足背屈并维持此状态，引起足跟腱发生节律性收缩，足部呈现交替性屈伸动作。

（7）霍夫曼征：神经支配：反射中心为 C_7～T_1，经正中神经传导。检查方法：患者手指微屈，检查者左手握患者腕部，右手食指和中指夹住其中指，以拇指快速地向下拨动其中指甲，阳性反应为拇指屈曲内收，其他指屈曲。

该征与 Rossolimo 征过去认为是病理反射，目前亦可认为是牵张反射，是腱反射亢进的表现，腱反射活跃的正常人可出现。

（8）罗索利莫征

神经支配：反射中心为 C_7～T_1，经正中神经传导。

检查方法：患者手指微屈，检查者左手握患者腕部，用右手指快速向上弹拨其中间 3 个手指的指尖，阳性反应同 Hoffmann 征。

2．浅反射

浅反射为刺激黏膜、皮肤、角膜引起肌肉快速收缩反应。咽反射、软腭反射和角膜反射参见脑神经检查。

（1）腹壁反射

神经支配：反射中心为 $T_{7\sim12}$，传导神经是肋间神经。

检查方法：患者仰卧，屈曲双下肢使腹肌松弛，使用竹签、钝针或叩诊锤尖端分别由外向内轻划两侧腹壁皮肤，引起一侧腹肌收缩，脐孔向该侧偏移，上腹壁反射（$T_{7\sim8}$）沿肋弓下缘、中腹壁反射（$T_{9\sim10}$）系沿脐孔水平、下腹壁反射（$T_{11\sim12}$）沿腹股沟上的平行方向轻划。肥胖患者或经产妇可引不出。

（2）提睾反射

神经支配：反射中心为 $L_{1\sim2}$，传导神经是生殖股神经。

检查方法：使用钝针自上向下轻划大腿内侧皮肤，正常时该侧提睾肌收缩，睾丸上提。年老或体衰者可消失。

（3）跖反射

神经支配：反射中心为 $S_{1\sim2}$，传导神经是胫神经。

检查方法：患者下肢伸直，检查者用钝器轻划足底外侧，由足跟向前至小趾根部足掌时转向内侧，此时各足跖屈。

（4）肛门反射

神经支配：反射中心为 $S_{4\sim5}$，传导神经是肛尾神经。

检查方法：用钝器轻划肛门附近皮肤，引起肛门外括约肌收缩。

3．病理反射

（1）巴彬斯基（Babinski）征

检查方法：同跖反射，阳性反应为拇趾背屈，有时可见其他足趾呈扇形展开。它是最经典的病理反射。

临床意义：锥体束损害。

（2）Babinski 等位征：阳性反应均为踇趾背屈，包括以下：①Haddock 征，由外踝下方向前划至足背外侧；②Oppenheim 征，用拇指和食指自上而下用力沿胫骨前缘下滑；③Gordon 征，用手挤压腓肠肌；④Schaeffer 征，用手挤压跟腱；⑤Gonda 征，向下紧压第 4、第 5 足趾，数分钟后突然放松；⑥Pussep 征，轻划足背外侧缘。

（3）强握反射

检查方法：检查者用手指触摸患者手掌时，患者立即强直性地握住检查者的手指。

临床意义：新生儿为正常反射，成人为对侧额叶运动前区病变。

（4）脊髓自主反射：包括三短反射、总体反射。

三短反射：当脊髓横贯性病变时，针刺病变平面以下的皮肤导致单侧或双侧髋、膝、踝部屈曲称三短反射。

总体反射：脊髓横贯性病变时，针刺病变平面以下的皮肤引起双侧下肢屈曲并伴有腹肌收缩，膀胱和直肠排空，以及病变以下竖毛、出汗、皮肤发红等称为总体反射。

六、自主神经功能检查

1．一般观察

（1）皮肤黏膜：色泽如潮红、苍白、发绀、有无色素沉着、红斑等，质地如脱屑、光滑、变硬、变薄、增厚、潮湿、干燥等，温度如发凉、发热，有无溃疡、水肿和褥疮等。

（2）毛发和指甲：少毛、多毛、局部脱毛、指或趾甲变形松脆等。

（3）出汗：局部或全身出汗过少、过多和无汗等。

2．内脏及括约肌功能

注意有无胃下垂，胃肠功能如便秘、腹胀等；排尿、排便障碍及其性质如排尿困难、尿急、尿频、尿失禁、尿潴留等，下腹部膀胱区膨胀程度。

3．自主神经反射

（1）竖毛试验：搔划或寒冷刺激皮肤，引起交感神经支配的竖毛肌收缩，局部出现毛囊处隆起，状如鸡皮的竖毛反应，并向周围逐渐扩散，至脊髓横贯性损害平面处停止，刺激后 7～10 秒反射最明显，以后逐渐消失。

（2）皮肤划纹试验：在胸腹壁两侧皮肤上使用竹签适度加压划一条线，数秒钟后出现白线条，稍后变为红条纹，为正常反应；交感神经兴奋性增高则划线后白线条持续较久；副交感神经兴奋性增高或交感神经麻痹则红条纹持续较久且明显增宽，甚至隆起。

（3）卧立位实验：分别数直立位和平卧位的 1 分钟脉搏，如平卧至直立位每分钟脉率加快＞10～12 次，或直立变为卧位每分钟脉率减少超过 10～12 次，提示自主神经兴奋性增高。

（4）发汗试验（碘淀粉法）：少用。

（5）眼心反射及颈动脉窦反射：参见脑神经检查。

第三节 常用辅助检查方法

一、脑脊液检查

脑脊液（CSF）是无色透明液体，存在于脑室和蛛网膜下隙内，主要由侧脑室脉络丛分泌，经室间孔进入第三脑室、中脑导水管、第四脑室，最后经第四脑室的中间孔和两个侧孔，流到脑和脊髓表面的蛛网膜下隙和脑池。大部分 CSF 经脑穹窿面的蛛网膜颗粒吸收至上矢状窦，小部分经脊神经根间隙吸收。

成人 CSF 总量为 110～200mL，平均 130mL，生成速度为 0.35mL/min，每天约生成 500mL。即人体的 CSF 每天可更新 3～4 次。在急性或慢性炎症、脑水肿和脉络丛乳头瘤时，CSF 分泌明显增多，可达到 5000～6000mL/d。正常情况下血液中的各种化学成分有选择性地进入 CSF 中，此功能称为血脑屏障（BBB）。在病理情况下，BBB 破坏和其通透性增高可使 CSF 成分发生改变。通常经腰椎穿刺取 CSF 了解病变情况；特殊情况下也可行小脑延髓池穿刺或侧脑室穿刺；诊断性穿刺还可注入显影剂和空气等进行造影，以观察脊髓蛛网膜下隙、脑蛛网膜下隙和脑室系统的结构情况；治疗性穿刺主要是注入药物等。在神经系统疾病诊断、鉴别诊断及治疗中具有重要意义。

（一）腰椎穿刺

1．适应证

（1）中枢神经系统炎症：①脑膜炎、脑炎、脱髓鞘疾病、脑膜癌、中枢神经系统血管炎及颅内转移瘤的诊断和鉴别诊断。②脑血管疾病：如脑出血、脑栓塞、蛛网膜下隙出血，特别是怀疑蛛网膜下隙出血而头颅 CT 尚不能证实时，以观察 CSF 鉴别病变为出血性或缺血性。③颅脑损伤：经腰穿做脊髓液动力学检查了解颅压，便于对脊髓病变和多发忆神经根病变做出诊断及鉴别诊断。④了解蛛网膜下隙有无阻塞。

（2）还用于脊髓造影或气脑造影、腰椎麻醉或鞘内注射药物及减压引流治疗等。

2．禁忌证

（1）颅内压升高并有明显的视神经乳头水肿者。

（2）怀疑后颅窝有占位性病变者（如肿瘤），有脑干症状或已有早期脑疝迹象者，腰椎穿刺易促使或加重脑疝形成，引起呼吸骤停甚至死亡。

（3）穿刺部位有化脓性感染或脊椎结核者，穿刺易将感染带入中枢神经系统。

（4）脊髓压迫症的脊髓功能已处于即将丧失的临界状态者，病情危重、衰竭或处于休克、濒于休克期者，开放性颅脑损伤或有 CSF 漏者。

（5）血液系统疾病出血倾向者、使用肝素等药物导致的出血倾向者，以及血小板＜5×10^4个/mm^3者。

3．操作方法

（1）腰椎穿刺除做气脑或脊髓空气造影时采取坐位外，一般均采用侧卧位。

（2）患者侧卧在平坦的硬板床上或检查台上，背部与床板垂直，头向前胸屈曲，两手抱膝，使其紧贴腹部或由助手在术者对面一手挽住患者的头部；另一手挽住两下肢腘窝处并抱紧使脊柱尽量后突以增宽脊柱间隙，便于进针。

（3）确定穿刺点，两髂后上棘的连线与后正中线的交会处为最适宜（约为第 3～4 腰椎棘突间隙，有时还可以在上一或下一腰椎间隙进行）。

（4）用 3%碘酊或 75%乙醇常规消毒局部皮肤，戴手套、铺消毒洞巾，用 1%～2%普鲁卡因自皮下到椎间韧带做局部麻醉；待麻醉生效后，用左手固定穿刺点皮肤，右手持穿刺针，于穿刺点刺入皮下，使针体垂直于脊柱或略向头端倾斜，慢慢刺入（进针深度成年人为 4～5cm，儿童为 2～3cm），当针头穿过韧带与硬脑膜时感到阻力突然降低或消失（落空感），转动针尾缓慢抽出针芯，可见 CSF 流出。若无 CSF 流出可缓慢将针退出少许，略加调节深度即可见 CSF 流出。个别患者因压力过低需用针筒轻轻抽吸一下才有 CSF 流出。

（5）穿刺成功后，要求患者双下肢半屈曲，头略伸、全身放松、平静呼吸，抽出针芯，接上测压玻璃管即可看到液面慢慢上升，到一定平面后液面不再上升且随呼吸，脉搏有微小波动，此时玻璃刻度读数即为 CSF 压力数。正常侧卧位 CSF 压力为 0.79～1.77kPa（80～180mm H_2O）或每分钟为 40～50 滴。测压后如压力不高可移去测压管慢慢放出并收集 CSF 标本 2～5mL 分别装入两试管中送检。如需做培养时应用无菌操作法留标本，若要了解蛛网膜下隙有无阻塞，可做动力试验。

（6）术毕将针芯插入，拔出穿刺针。局部用拇指稍加按压防止出血，覆盖消毒纱布并用胶布固定。

（7）术后要求患者去枕平卧 4～6 小时以免引起术后头痛。

4．注意事项

（1）针头刺入皮下组织后进针要缓慢，以免用力过猛时刺伤马尾神经或血管，以致产生下肢疼痛或使 CSF 混入血液影响结果的判断。如是外伤出血，需待 5～7 天后才能重复检查（过早 CSF 中仍可有陈旧性血液成分）。

（2）穿刺时如患者出现呼吸、脉搏、面色异常等症状应立即停止手术，并做相应处理。

（3）鞘内给药时，应先放出同量 CSF，然后再注入药物。做气脑检查时先缓慢放液 10mL，并注入滤过空气 10mL，如此反复进行达所需要量时再行摄片。

5．并发症

最常见为腰穿后低颅压头痛，可持续 2～8 天。头痛以额、枕部为著，可伴有颈部、后背及腰部痛，咳嗽、喷嚏或站立时症状加重，严重者还可伴有恶心、呕吐和耳鸣，平卧位可使头痛减轻，应大量饮水，必要时可静脉输入生理盐水。

（二）常规检查

1．压力

（1）常规压力测定：通常用测压管进行检查。侧卧位的正常压力为 0.79～1.77kPa（80～180 mmH_2O），坐位为 3.43～4.41kPa（350～450mm H_2O）。每次放出 CSF0.5～1mL，压力降低约 0.98

kPa（10mm H_2O）。侧卧位＞1.96kPa（200mm H_2O）提示颅内压增高[极度肥胖者压力＞2.16kPa（220mm H_2O）为增高]。CSF压力测定应包括初压（取CSF之前）和终压（取CSF之后）。

（2）压颈试验：试验前应先做压腹试验，用手掌深压腹部，CSF压力迅速上升，解除压迫后，压力迅速下降，说明穿刺针头确实在椎管内。压颈试验可分指压法和压力计法，指压法是用手指压迫颈静脉然后迅速放松，观察其压力的变化。压力汁法是将血压计气带轻缚于患者的颈部，测定初压后，可迅速充气至2.7kPa（20mmHg）、5.3kPa（40mmHg）和8.0kPa（60mmHg），记录CSF压力变化直至压力不再上升为止，然后迅速放气，记录CSF压力至不再下降为止。正常情况下，在测定初压后，助手压迫一侧颈静脉约10秒钟GSF压力即可迅速上升1倍左右（0.98～1.96kPa）。解除压颈后 10～20 秒压力迅速下降至初压水平。如在穿刺部位以上有椎管梗阻，压颈时压力不上升（完全梗阻）或上升、下降缓慢（部分梗阻）称为履颈试验阳性。如压迫一侧颈静脉，CSF 压力不上升，但压迫对侧上升正常，表示压迫试验阴性，常提示该梗阻侧的横窦闭塞。如横窦内血栓形成或脑出血，有颅内压升高或怀疑后颅窝肿瘤者，禁止行压颈试验，也不应再放CSF，以免发生脑疝。

（3）临床意义：压力高可见于脑水肿、颅内占位性病变、感染、急性脑卒中、静脉窦血栓形成、良性颅内压增高，也可见于心衰、肺功能不全及肝性脑病等。压力低主要见于低颅压、脱水、脊髓蛛网膜下隙梗阻、CSF漏等。

2．性状

正常 CSF 是无色透明的液体，如 CSF 为血性或粉红色，可用三管试验法鉴别，用三管连续接取 CSF，前后各管为均匀一致的血色为新鲜出血，可见于蛛网膜下隙出血、脑室及其附近出血、肿瘤出血、外伤等。前后各管的颜色依次变淡可能为穿刺损伤出血；血性CSF离心后颜色变为无色，可能为新鲜出血或副损伤：如液体为黄色提示为陈旧性出血CSF如云雾状，通常是由于细菌感染引起细胞数增多所致，见于各种化脓性脑膜炎，严重可如米汤样；CSF 放置后有纤维蛋白膜形成，见于结核性脑膜炎，此现象称为蛛网膜样凝固。CSF 呈黄色，离体后不久自动凝固如胶样称为弗洛因综合征：CSF同时具有黄变症、胶样凝固及蛋白细胞分离现象三种特征时称为Froin-Nome综合征，是因CSF蛋白质过多所致，常见于椎管梗阻、脊髓肿瘤等。

3．显微镜检查

正常CSF白细胞数为0～5个/mm^3，多位单核细胞。白细胞增多见于脑脊髓膜和脑实质的炎性病生，结核性、真菌性及病毒性脑膜炎等以单核细胞增加为上，化脓性脑膜炎则以多核细胞增多为主，中枢神经系寄生虫病以嗜酸细胞为主。涂片检查如发现致病的细菌、真菌及脱落的瘤细胞等，有助于病原的诊断。

4．Pandy 试验

CSF定性试验方法：利用CSF中球蛋白能与饱和石炭酸结合形成不溶性蛋白盐的原理，球蛋白含量越高、阳性反应越明显，通常作为蛋白定性的参考试验，正常情况下蛋白定性试验阴性，偶可出现假阳性反应。

（三）生化检查

（1）蛋白质：正常人CSF蛋白质含量为0.15～0.45g/L（15～45mg/dL），脑池液为0.1～0.25g/L

（10～25mg/dL），脑室液为 0.05～0.15g/L（5～15mg/dL）。蛋白质包含白蛋白及球蛋白，蛋白质增高见于中枢神经系统感染、脑肿瘤、脑出血、脊髓压迫症、格林-巴利综合征、听神经瘤、糖尿病性神经根神经病、黏液性水肿和全身性感染等。蛋白质降低（＜0.15g/L）见于腰穿或硬膜损伤引起 CSF 丢失，身体极度虚弱和营养不良者。

（2）糖：CSF 糖含量取决于血糖的水平、血脑屏障的渗透性和 CSF 中糖的酵解程度。正常价为 2.5～4.4mmol/L（50～75mg/dL），为血糖的 50%～70%。糖增高可见于糖尿病、糖尿病昏迷、脊髓前角灰质炎，癫痫时也有增高。通常 CSF 中糖＜2.25mmol/L（45mg/dL）为异常。糖明显减少见于化脓性脑膜炎，轻度、中度减少见于结核性脑膜炎、真菌性脑膜炎（特别是隐球菌性脑膜炎）、脑膜癌病。

（3）氯化物：CSF 中氯化物的含量取决于血氯浓度、血液酸碱度和 pH 值；正常 CSF 含氯化物 120～130mmol/L（700～750mg/dL），较血氯水平高。细菌性和真菌性脑膜炎均可使氯化物含量减低，尤以结核性脑膜炎最为明显。还可见于全身性疾病引起的电解质紊乱、低氯血症、肾上腺皮质功能不足等。氯化物增高见于病毒性脑炎、脑脊髓炎、高氯血症和尿毒症。

（四）特殊检查

（1）细胞学检查：通常采用玻片离心法。取 1～2mL 的 CSF，经细胞离心沉淀仪使细胞沉淀在带滤纸孔的玻片上，干燥后以 Wright-Giemsa（瑞-姬）染色镜检。该法克服了 CSF 细胞数少和易破坏等困难，可进行细胞分类和发现肿瘤细胞、细菌和真菌等。CNS 化脓性感染可见中性粒细胞增多；病毒性感染可见淋巴细胞增多；结核性脑膜炎呈混合性细胞反应。蛛网膜下隙出血早无菌性炎性反应和红细胞引起的单核吞噬细胞反应，4～5 天后出现含有含铁血黄素的巨噬细胞，后者在出血后数周甚至数月仍可能查到，可推算出血时间和有无内出血。

（2）蛋白电泳：CSF 蛋白电泳的正常值（滤纸法）：前白蛋白 2%～6%，白蛋白 44%～62%，球蛋白48%（α_1球蛋白4%～8%，α_2球蛋白5%～11%，β球蛋白8%～13%，γ球蛋白7%～18%），电泳带的质和量分析对神经系统疾病的诊断有一定帮助。前白蛋白在神经系统炎症时降低，在脑萎缩及中枢神经变性性疾病时升高。白蛋白减少多见于 γ 球蛋白增高，α 球蛋白升高主要见于中枢神经系统感染早期及急性炎症。α_1 与 α_2 球蛋白的比例倒置对严重的动脉硬化有诊断意义，也可见于脑干及颈髓部的胶质瘤。β 球蛋白增高见于肌萎缩侧索硬化和退行性病变，β 球蛋白降低见于脑与脊髓脑膜瘤等；γ 球蛋白增高见于脱髓鞘疾病和中枢神经系统感染、多发性硬化、麻痹性痴呆、白质脑炎等。

（3）免疫球蛋白（Ig）：正常 CSF-Ig 含量极少，来源于血中通过血脑屏障透过和神经本身合成。IgG 为 10～40mg/L，IgA 为 1～6mg/L，IgM 含量极微。CSF-IgG 增高见于中枢神经系统炎性反应（细菌、病毒，螺旋体及真菌等感染），对多发性硬化、其他原因所致的脱髓鞘病变和中枢神经系统血管炎等诊断有所帮助；结核性脑膜炎和化脓性脑膜炎时 IgG 和 IgA 均升，前者更明显，结核性脑膜炎时 IgM 也升高。乙型脑炎急性期 IgG 基本正常，恢复期 IgG、IgA、IgM 均轻度增高。CSF-IgG 指数及中枢神经细胞 24 小时够合成率的测定（正常值 3～9mg/24h）以及 CSF 寡克隆 IgG 带检测，作为中枢神经系统内自身合成的免疫球蛋白标志，在多发性硬化患者中 IgG 合成率增高，是多发性硬化重要的辅助诊断指标。

（4）酶：正常CSF中谷草转氨酶、谷丙转氨酶、乳酸脱氢酶和肌酸磷酸激酶明显低于血清中含量。谷草转氨酶的正常值为 0～9U，乳酸脱氢酶含量为 8～32U。在中枢神经系统疾病中，急性颅脑损伤、脑梗死、癫痫大发作、颅内肿瘤等CSF酶含量可升高，其活力相应增大。但酶的检查尚缺乏诊断的特异性，有待进一步研究。

二、神经影像学检查

1．头颅平片和脊柱平片

（1）头颅平片：检查简便安全，患者无痛苦和任何不适。头颅平片包括正位和侧位、颅底、内听道、视神经孔、舌下神经孔及蝶鞍像等。头颅平片主要观察颅骨的厚度、密度及各部位结构，颅底的裂和孔，蝶鞍及颅内钙化斑等。目前很多适应头颅平片的检查已被CT和MRI等检查手段取代。

（2）脊柱平片：包括前后位、侧位和斜位。可观察脊柱的生理弯曲度，椎体结构有无发育异常，骨质有无破坏，骨折、脱位、变形和骨质增生等，以及椎弓根的形态、椎间孔和椎间隙的改变，椎板和脊突有无破坏或脊柱裂，椎旁有无软组织阴影和钙化等。

2．脊髓造影和脊髓血管造影

（1）脊髓造影：将造影利碘苯酯或甲泛葡胺经腰穿注入蛛网膜下隙后，改变体位在X射线下观察其流动有无受阻，以及受阻的部位和形态，然后在病变部位摄片。脊髓碘水造影后也可行 CT 扫描，有助于诊断。

脊髓造影的适应证为脊髓压迫症，如脊髓肿瘤、椎间盘脱出、椎管狭窄、慢性粘连性蛛网膜炎等。但有炎症、出血者应延迟手术，椎管无阻塞者应慎重。

（2）脊髓血管造影：是将含碘的水溶性造影剂注入脊髓的动脉系统，显示脑血管形态，分布、位置的情况，了解颅内病变的位置、性质称为动脉造影，有助于诊断脊髓血管畸形、动脉瘤、血管闭塞和脊髓动静脉瘘等。

3．数字减影血管造影

脑血管造影是应用含碘显影剂如泛影葡胺注入颈动脉或椎动脉内，然后在动脉期、毛细血管期和静脉期分别摄片。使其血管系统显影，借以了解血管本身及血管位置改变的情况作为颅内占位性病变的定位。目前脑血管造影已被数字减影血管造影所取代，该技术是应用电子计算机程序将组织图像转变成数字信号输入并储存，然后经动脉或静脉注入造影剂，将所获得的第二次图像也输入计算机，然后进行减影处理，使充盈造影剂的血管图像保留下来，而骨骼、脑组织等影像均被减影除去，保留下的血管图像经过处理后转送到监视器上，得到清晰的血管影像。优点为简便快捷，血管影像清晰，并可做选择性拍片。

脑血管造影的方法通常采用股动脉或肱动脉插管法，可做全脑血管造影，观察脑血管的走行、有无移位、闭塞和血管畸形等。主要适应证是头颈部血管病变，如动脉瘤和血管畸形、闭塞，脑供血不足等，而且是其他检查方法所不能取代的。

4．电子计算机体层扫描

（1）CT 扫描及临床应用：电子计算机体层扫描是由英国设计成功，首先用于颅脑疾病的诊断，使神经影像学诊断进入了一个崭新的时期。CT 诊断的原理是利用各种组织对 X 射线的不同吸收系数，通过电子计算机处理，可显示不同平面的脑实质、脑室和脑池的形态及位置等图像；对 X

射线吸收高于脑实质则表现为增白的高密度阴影，如钙化和脑出血等；对X射线吸收低于脑实质则表现为灰黑色的低密度阴影，如坏死、水肿、囊肿及脓肿等。由于CT无创伤、无痛苦，简便迅速、分辨率高、图像清晰、解剖关系清楚、定位准确、敏感性较常规X射线检查提高100倍以上，可较确切地显示病变，已被广泛地用于各种神经疾病的诊断。

目前常规CT主要用于颅内血肿、脑外伤、脑出血、蛛网膜下隙出血、脑梗死、脑肿瘤、脑积水、脑萎缩、脑炎症性疾病及脑寄生虫病（如脑囊虫）等的诊断，还可以用于脊髓和脊柱的检查，了解脊髓和脊柱的病变。有些病变可通过静脉注射造影剂（甲泛葡胺或泛影葡胺）增强组织的密度，提高诊断的阳性率。

造影前应注意下列情况：①造影前必须做碘过敏试验；②造影后30分钟密切观察患者的反应，随时做好抢救；③对有过敏史、肝肾损害、甲状腺病、急性胰腺炎、急性血栓性静脉炎、多发性骨质瘤、恶病质等病应注意；④对高血压、动脉硬化、过敏体质者应慎重。

（2）CT血管造影：CT血管造影（CTA）指静脉注射含碘造影剂后，利用螺旋CT或电子束CT，在造影剂充盈受检血管的高峰期进行连续薄层体积扫描，然后经计算机对图像进行处理后，重建血管的立体影像。CTA可清楚显示Willis动脉环以及大脑前、中、后动脉及其主要分支，对闭塞性血管病变可提供重要的诊断依据。

5．磁共振成像

磁共振成像（MRI）是临床的一项新的影像学检查技术，是诊断颅内和脊髓病变最重要的检查手段。

（1）MRI的基本原理：MRI是利用人体内氢质子在主磁场和射频场中被激发产生的共振信号经计算机放大、图像处理和重建后得到MRI。MRI检查时，患者被置于磁场中，接受一序列的脉冲后，打乱组织内的质子运动。脉冲停止后，质子的能级和相位恢复到激发前状态，这个过程称为弛豫、弛豫分为纵向弛豫（简称T_1）和横向弛豫（简称T_2）。CT影像的黑白对比度足以人体组织密度对X射线的衰减系数为基础，而MRI的黑白对比度则来源于体内各种组织MR信号的差异。以T_1参数成像时，T_1短的组织（如脂肪）产生强信号呈白色，而T_1长的组织（如体液）为低信号呈黑色；反之，T_2参数成像时，T_1长的组织（如体液）信号强呈白色，而T_2短的组织（脑白质）信号较弱呈灰黑色。空气和骨皮质无论在T_1或T_2加权图像上均为黑色。T_1图像可清晰显示解剖细节，T_2图像有利于显示病变。液体、肿瘤、梗死病灶和炎症在T_1加权像上呈低信号，在T_2加权像上则为极易识别的高信号：而心腔和大血管由于血流极快，使发出脉冲至接收信号时，被激发的血液已从原部位流走，信号不复存在，因此，心腔及大血管在T_1和T_2加权图像上均呈黑色，此现象称流空效应。

（2）MRI的优势及临床应用：①与CT比较，MRI能提供多方位和多层面的解剖学信息，图像清晰度高，对人体无放射性损害；且不出现颅骨的伪影，可清楚地显示脑干及后颅窝病变；MRI通过显示冠状、矢状和横轴三位像，可清晰地观察病变的形态、位置、大小及其与周围组织结构的关系；尤其在神经系统更为突出；对脑灰质与脑白质可以产生更明显的对比度，因此，常用于诊断脱髓鞘疾病、脑变性疾病和脑白质病变等；通过波谱分析还可提供病变组织的代谢功能及生化方面的信息。②在神经系统疾病的诊断方面，MRI主要应用于脑血管疾病，脱髓鞘疾病、脑白质病变、脑肿瘤、脑萎缩、颅脑先天发育畸形、颅脑外伤、各种原因所致的颅内感染及脑变性病等；MRI 显示脊髓病变更为优越，对脊髓病变的诊断的诊断具有明显优势，如用于脊髓肿瘤、脊髓空洞症、椎间盘脱出、脊椎转移瘤和脓肿等的诊断。③顺磁性造影剂钆（DTPA）通过改变氢质子的磁性作用，改变其弛豫时间而获得高 MR 信号，产生有效的对比作用，以此增加对肿瘤和炎症诊断的敏感性，为肿瘤的手术和放射治疗范围的确定提供重要信息；DTPA 剂量一般为 0.1mmol/kg，静脉注射后即刻至 1 小时内可见明显的增强效果。

必须注意：体内有金属置入物如义齿、脑动脉瘤手术放置银夹以及安装心脏起搏器的患者均不能使用 MRI 检查。对于急性颅脑损伤、颅骨骨折、钙化病灶、出血性病变急性期等 MRI 检查不如 CT。

（3）磁共振成像血管造影：磁共振成像血管造影（MRA）是利用血液中运动质子为内在流动的标记物，使血管与周围组织形成对比，经计算机处理后显示血管形态及血流特征的一种磁共振成像技术。

MRA 优点：不需插管、方便省时、无放射损伤及无创性，可显示成像范围内所有血管，也可显示侧支血管。

MRA 缺点：其分辨率不适宜大范围检查，信号变化复杂，易产生伪影。临床主要用于颅内动脉瘤、脑血管畸形、大血管闭塞性疾病和静脉窦闭塞等。

三、神经电生理检查

（一）脑电图

脑电图（EEG）是脑生物电活动的检查技术，所记录的节律性脑电活动是大脑皮质锥体细胞及其顶树突突触后电位同步综合而成，并且由丘脑中线部位的非特异性核（中央内侧核、中央中核等）起调节起前作用。通过测定自发的有节律的生物电活动以了解脑功能状态。

1．检测方法

电极安放采用国际 10～20 系统，参考电极通常置于双耳垂；电极可采用单极和双极的连接方法。开颅手术时电极可直接置于暴露的大脑皮质表面，也可将电极插入颞叶内侧的海马及杏仁核等较深部位。进行脑电图检查时，还可以通过一些特殊的手段诱发不明显的异常电活动，最常用的方法如睁闭眼、过度换气、闪光刺激，睡眠诱发等，还有戊四氮或美解眠静脉注射等。

2．正常脑电图

（1）正常成人脑电图：正常人大脑发放的基本节律为 α 波及 β 波，其波幅、波形及频率两侧均对称，频率恒定不变。在清醒、安静和闭眼放松状态下，脑电的 α 节律为 8～12Hz，波幅 20～100μV，主要分布在枕部和顶部；β 节律为 13～25Hz，波幅为 5～20μV，主要分布在额叶和颞叶；部分正常人在两半球前部可见少量 4～7Hz 的 θ 波；频率 4Hz 以下为 δ 波，清醒状态下几乎没有，但入睡可出现，而且由浅入深逐渐增多、时间延长、两侧对称；8Hz 以下的波均为慢波。

正常成人脑电图可分为以下四型：①α 型脑电图，除两半球前部外，脑电活动以节律为主，频率两侧对称。②β 型脑电图，以 β 波为主，两半球后部有 β 节律，睁眼时变为不明显，闭眼后又恢复出现时为快 α 节律。③低电压脑电图，脑电活动的波幅偏低似乎呈低平的曲线：在睁闭眼后或深呼吸时可出现短程的 α 节律。④不规则脑电图，脑电活动的 α 波频率不规则，调幅不明显，前部可有 θ 波。

（2）儿童脑电图：与成人不同，儿童的脑电图以慢波为主，随着年龄增加，慢波逐渐减少，而α波逐渐增多，但节律仍然很不稳定。14～18 岁时枕部 α 节律的波幅变得低，而调幅更好，额部的θ波变低，且有β波出现。

（3）睡眠脑电图：根据眼球运动可分为：①非快速眼动相或慢波相，第一期困倦期，α 节律消失，被低波幅慢波取代；在顶部可出现短暂的高波幅、双侧对称的负相波称为“V”波。往往不规则地反复出现，但很少超过 2Hz。第二期浅睡期，出现睡眠纺锤波（12～14Hz），两半球同步出现，中央区最明显，极相也相同，时程较长。第三、四期深睡期，广泛分布的高波幅 75μV 以上，慢波 2Hz 以下。②快速眼动相，出现低电压、去同步、快波型脑电，快速眼球活动、肌电活动减少及混合频率的电活动。

3．常见的异常脑电图

（1）弥漫性慢波：背景活动为弥漫性慢波，是最常见的异常表现，无特异性。可见于各种原因所致的弥漫性脑病、缺氧性脑病、中枢神经系统变性病及脱髓鞘性脑病等。

（2）局灶性慢波：是局灶性脑实质功能障碍所致。见于局灶性癫痫、脑脓肿，局灶性硬膜下或硬膜外血肿等。

（3）三相波：一般为中至高波幅、频率为 1.3～2.6Hz 的负-正-负波或正-负-正波。主要见于肝昏迷和其他中毒代谢性脑病。

（4）癫痫样放电：包括棘波、尖波、棘-慢波综合、多棘波、尖-慢波综合及多棘-慢波综合等。棘波指从开始到结束的时程或波宽为 20～70ms 的一种放电，可单、双或三相，以双相为多，主要为负相。尖波是指时程为 70～200ms 可达 300ms，电位相以双相负相，上升相较陡、下升相较缓慢。50%以上患者发作间期也可见到有异常的电活动统称癫痫样放电，特点是基本电活动的背景上突然发生的高波幅的电活动或突然发生的易于与基本电活动相区别的高幅放电。放电的不同类型通常提示不同的癫痫综合征，如多棘波和多棘慢波综合通常伴有肌阵挛，见于全身性癫痫和光敏感性癫痫等。高波幅双侧同步对称，每秒 3 次重复出现的棘慢波综合提示失神小发作。

（5）弥漫性、周期性尖波：通常指在弥漫性慢活动的基础上出现周期性尖波，可见于脑缺氧和 Cretzfeldt-Jakob 病。

4．脑电图的临床应用

脑电图检查对区别脑部器质性或功能性病变、弥漫性或局限性损害，对于癫痫的诊断及病灶定位、脑炎的诊断、中毒性和代谢性等各种原因引起脑病等的诊断均有辅助诊断价值，特别是对癫痫的诊断意义更大。

5．脑电地形图（BEAM）

脑电地形图是脑电图输入电子计算机进行处理后，将脑电信号转换成一种能够定位和定量分析，并用不同颜色的图像进行显示的一项较新的检查技术。包括自发和诱发，其优点是能将脑的功能变化与形态定位结合起来，图像直观、形象、定位较准确，但不能反映脑电波形及各种波形出现的方式等，因此不能将脑电图取而代之，两者结合更有意义。BEAM 最主要的临床应用价值在于脑血管病的早期诊断、疗效及预后评价，也可用于癫痫、痴呆、偏头痛、脑肿瘤等。

（二）脑诱发电位

诱发电位是中枢神经系统在感受体内外各种特异性刺激所产生的生物电活动，该项检查也是脑的电活动测定技术，用以了解脑的功能状态。

1．躯体感觉诱发电位（SEPs）

躯体感觉诱发电位（SEPs）指刺激肢体末端粗大感觉纤维，在躯体感觉上行通路不同部位记录的电位，主要反映周围神经、脊髓后束和有关神经核、脑干、丘脑、丘脑放射及皮层感觉区的功能。

（1）检测方法：表面电极置于周围神经干，刺激部位是正中神经、尺神经、胫后神经或腓总神经等。上肢记录部位是锁骨上 Erb 点，即 N_9 系臂丛感觉神经动作电位，C_7 棘突及头部相应的感觉区；下肢记录部位通常是臀点、T_{12}、颈部棘突及头部相应的感觉区。

（2）波形的命名：极性＋潜伏期（波峰向下为P，向上为N）。正中神经刺激对侧顶点记录（头参考）的主要电位是 $P_{14}N_2O$、P_{25} 和 N_{35}；周围电位是 Erb 点（N_9）和 C_7（N_{11}，N_{13}）。胫后神经刺激顶点（Cz）记录的主要电位是 N_{31}、P_{40}、N_{50} 和 P_{60}；周围电位是臀点（N_{16}）和 T_{12}（N_{24}）。异常的判断标准是潜伏期延长和波形消失等。

（3）SEP 各波的起源：N_9 为臂丛电位，N_{11} 可能来源于颈髓后索，N_{13} 可能为颈髓后角突触后电位，N_{14}/P_{14} 可能来自高颈髓或延髓，N_{20} 来自顶叶后中央回（S）等，P_{40} 可能来自同侧头皮中央后回，N_{50} 可能来自顶叶 S_1 后方，P_{60} 可能来自顶叶偏后凸面。

（4）SEP 的临床应用：用于检测周围神经、神经根、脊髓、脑下、丘脑及大脑的功能状态。主要应用于格林-巴利综合征（GBS）、颈椎病、腰骶神经根病变、脊髓空洞症，肿瘤、后侧索硬化综合征、多发性硬化（MS）及脑血管病等。还可用于外伤后脊髓损伤程度、范围及预后，脑死亡的判断和脊髓手术的监护等。

2．视觉诱发电位（VEP）

视觉诱发电位（VEP）是视觉冲动经外侧膝状体投射到枕叶矩状裂与枕后极头皮记录的枕叶皮层对视觉刺激产生的电活动。

（1）检测方法：通常在光线较暗的条件下进行，检测前应粗测视力并行矫正。临床上最常用黑C 棋盘格翻转刺激 VEP（PRVEP），其优点是波形简单易于分析、阳性率高和重复性好。记录电极置于枕骨粗隆上（左 01、中 0、右 02），参考电极通常置于前额 Fz。

（2）波形命名及正常值：PRVEP 是一个由 NPN 组成的三相复合波，分别按各自的平均潜伏期命名为 N_{75}、P_{100}、N_{145}。正常情况下 P_{100} 潜伏期最稳定而且波幅高，是很可靠的成分。异常的判断标准是潜伏期延长、波幅降低或消失。

（3）VEP 的临床应用：视通路病变，脱髓鞘病变、肿瘤、视神经炎，特别对 MS 患者可提供早期视神经损害的客观依据。

3．脑干听觉诱发电位（BAEP）

脑干听觉诱发电位（BAEP）指经耳机传出的声音刺激外周听觉器经听神经传到通路，脑干、中央核团区在头顶记录的电位。检测时通常不需要患者的合作，婴幼儿和昏迷患者均可进行测定。

（1）检测方法：多采用短声刺激，刺激强度 50～80dB，刺激频率 10～15Hz，持续时间10～20ms，叠加 1000～2000 次。记录电极通常置于 Cz，参考电极置于耳垂或乳突，接地电极置于 FPz。

（2）波形命名：正常 BAEP 通常由 5 个波组成，依次以罗马数字命名为Ⅰ、Ⅱ、Ⅲ、Ⅳ和Ⅴ。特别是Ⅰ、Ⅲ和Ⅴ波更有价值。

（3）BAEP 各波的起源：Ⅰ波起于听神经；Ⅱ波耳蜗核，部分为听神经颅内段；Ⅲ波上橄榄核；Ⅳ波外侧丘系及其核团（脑桥中、上部分）；Ⅴ波中脑、下丘的中央核团区。

BAEP 异常的主要表现为：①各波潜伏期延长；②波间期延长；③波形消失；④波幅Ⅰ/Ⅴ值＞200%。

（4）BAEP 的临床应用：可客观评价听觉检查不合作者、婴幼儿和歇斯底里患者有无听觉功能障碍；有助于多发性硬化的诊断，特别是发现临床下病灶或脑干隐匿病灶；动态观察脑干血管病时脑干受累的情况，帮助判断疗效和预后；桥小脑角肿瘤手术的术中监护；监测耳毒性药物对听力的影响；脑死亡诊断和意识障碍患者转归的判断等。

4．运动诱发电位（MEP）

运动诱发电位（MEP）指电流或磁场经颅或椎骨磁刺激人大脑皮层运动细胞、脊髓及周围神经运动通路，在相应的肌肉上记录的复合肌肉动作电位。该技术是 Barker 等建立的，克服了以往电刺激所致剧痛等缺点，近年来被广泛应用于临床。为运动通路中枢传导时间的测定提供了客观依据。上肢磁刺激的部位通常是大脑皮层相应运动区、C_7 棘突和 Erb 点等，记录部位是上肢肌肉；下肢刺激部位为大脑皮层运动区、T_{12} 和 L_1 及腘窝等，记录部位多为屈跗短肌和胫前肌等。磁刺激 MEP 的主要检测指标为各段潜伏期和中枢运动传导时间均延长，可见 MEP 波幅降低及波形离散或消失。临床应用于运动通路病变，如多发性硬化、运动神经元病、脑血管病等疾病的诊断。

5．事件相关电位（ERP）

事件相关电位（ERP）也称内源性事件相关电位，是人对外界或环境刺激的心理反应，潜伏期在 100ms 以上，因此为长潜伏期电位，目前对其起源和确切的解剖定位尚不完全清楚。ERP 主要研究认知过程中大脑的神经电生理改变，亦即探讨大脑思维的轨迹。ERP 包括 P_1、N_1 和 P_2（外源性成分）及 N_2 和 P_3（内源性成分）。ERP 中应用最广泛的是 P_3（P_{300}）电位。ERP 可通过听觉、视觉、体感刺激，从头皮上记录到一组神经元所发出的电活动，但与 SEP、BAEP 及 VEP 有着本质的不同。要求受试者对刺激进行主动反应，受心理状态的影响明显，主要反应大脑皮层认知功能状况，用于各种大脑疾病引起的认知功能障碍的评价，目前还有学者将 P300 电位用于测谎等研究。

（三）肌电图

狭义肌电图（EMG）指同心圆针电极插入肌肉后，记录的肌肉安静状态下和不同程度收缩状态下的电活动。广义 EMG 指记录肌肉在安静状态、随意收缩及周围神经受刺激时判定神经和肌肉功能状态的各种电生理特性的技术，包括神经传导速度，重复神经电刺激、单纤维肌电图及巨肌电图等。

常规 EMG 检查的适应证：①脊髓前角细胞及其以下病变部位的定位诊断和鉴别诊断；②确定病变性质、损伤程度、范围及再生恢复情况；③选择神经再植、端-端吻合和神经松解术；④了解神经传导速度。

1．EMG检测步骤及正常所见

（1）肌肉静息状态：包括插入电位和自发电位。插入电位指针电极插入时引起的电活动，正常人变异较大，时程为1～25ms，持续约1秒后消失。自发电位指终板噪声和终板电位，后者波幅较高，时程为0.5～2.0ms，振幅≤100μV的高频负相电位，通常伴有疼痛，动针后疼痛消失。

（2）肌肉小力自主收缩状态：测定运动单位动作电位的时限、波幅、波形及多相波百分比，不同肌肉有其不同的正常值范围。一般以大于或小于正常值20%为异常，时限增宽为神经源性损害，缩短为肌源性损害。波幅大于或<40%为异常，神经源性增高，肌源性降低。

（3）肌肉大力收缩状态：观察募集现象，指肌肉在大力收缩时运动单位的多少及其发放频率的快慢。肌肉在轻收缩时只有阈值较低的Ⅰ型纤维运动单位发放，其频率为5～15Hz；在大力收缩时，原来已经发放的运动单位频率加快，同时阈值高的Ⅱ型纤维参与发放，肌电图上呈密集的相互重叠的难以分辨基线的许多运动单位电位，即为干扰相。

2．异常EMG所见及其意义

（1）插入电位的改变：插入电位减少或消失见于严重的肌肉萎缩、肌肉纤维化和脂肪组织浸润以及肌纤维兴奋性降低等；插入电位增多或延长见于神经源性和肌源性损害。

（2）异常自发电位：①纤颤电位，是由于失神经支配肌纤维运动终板对血中乙酰肌碱的敏感性升高引起的去极化，或失神经支配的肌纤维静息电位降低所致的自动去极化产生的动作电位；波形多为双相或三相，起始为正相，随之为负相，波幅较低，时限1～5ms，波幅一般为20～200μV，但不规则，失神经病变越重，纤颤电位振幅越小，频率越大，见于神经源性损害和肌源性损害。②正锐波，其产生机制及临床意义同纤颤电位；但出现较纤颤电位早；波形特点为双相，起始为正相，时限较宽、波幅较低的负向波，形状似“V”字形，时限为10～100ms。③束颤电位，指一个或部分运动单位支配的肌纤维自发放电，在肌松弛状态下出现的束颤电位有两种：a.单纯束颤电位，呈单、双或三相，时限2～10ms、振幅100～200μV见于低钙血症、甲状腺功能亢进等神经肌肉兴奋性增高状态；b.复合束颤电位，呈多相波，时限5～20ms、振幅100～500μV，见于神经源性损害。

（3）肌强直放电：肌肉自主收缩或受机械刺激后出现的节律性放电。有较大的棘波和正相波，波幅通常为10μV～1mV，频率为25～100Hz。特点：波幅忽大忽小、频率忽快忽慢。放电过程中波幅和频率反复发生、逐渐衰减，扩音器可传出类似“飞机俯冲或摩托车减速”的声音。见于萎缩性肌强直、先天性肌强直，副肌强直及高钾型周期性瘫痪等。

（4）异常运动单位动作电位：①神经源性损害，表现为动作电位时限增宽，波幅增高及多相波百分比增高，见于脊髓前角细胞病变、神经根病变和周围神经病等。②肌源性损害，表现为MUAPs时限缩短，波幅降低及多相波百分比增高，见于进行性肌营养不良，炎性肌病和其他原因所致的肌病。

（5）大力收缩募集电位的异常改变：①单纯相和混合相，前者指肌肉大力收缩时，参加发放的运动单位数量明显减少，肌电图上表现为单个独立的电位；后者是运动单位数量部分减少，表现为单个独立的电位和部分难以分辨的电位同时存在，见于神经源性损害。②病理干扰相，肌纤维变性坏死使运动单位变小，在大力收缩时参与的募集运动单位数虽明显增加，表现为低波幅干扰相，又被称为病理干扰相。

3．EMG测定的临床意义

主要是诊断及鉴别诊断神经源性损害、肌源性损害和神经肌肉接头病变；发现临床下病灶或容易被忽略的病灶，如早期运动神经元病，深部肌肉萎缩、肥胖儿童的肌肉萎缩，以及对病变节段进行定位诊断。

（四）神经传导速度和重复神经电刺激

1．神经传导速度（NCV）

神经纤维具有高度的兴奋性和传导性，外刺激产生兴奋，神经冲动从一个部位传播到整个神经发生反应，效应器兴奋收缩。NCV 测定是用于评定周围运动神经和感觉神经传导功能的一项诊断技术。通常包括运动神经传导速度（MCV）、感觉神经传导速度（SCV）和F波的测定。

（1）测定方法：①MCV 测定，电极放置：阴极置于神经远端，阳极置于神经近端，两者相隔2～3cm；记录电极置于肌腹，参考电极置于肌腱，地线置于刺激电极和记录电极之间；测定方法及 MCV 的计算超强刺激神经干远端和近端，在该神经支配的肌肉上记录复合肌肉动作电位（CMAPs），测定其不同的潜伏期，用刺激电极远端和记录电极近端之间的距离除以两点间潜伏期差，即为神经的传导速度；计算公式为：神经传导速度（m/s）＝两点间距离（cm）×10/两点间潜伏期差（ms），波幅的测定通常取峰-峰值。②SCV 测定，电极放置：刺激电极置于表面或套在手指或脚趾末端，阴极在阳极的近端；记录电极置于神经干的远端（靠近刺激端），参考电极置于神经干的近端（远离刺激部位），地线固定于刺激电极和记录电极之间；测定方法及计算：顺行测定法是将刺激电极置于感觉神经远端，记录电极置于神经干的近端，然后测定其潜伏期和记录感觉神经动作电位（SNAPs）；刺激电极与记录电极之间的距离除以潜伏期为 SCV。③F 波测定，原理：F 波是超强电刺激神经干 M 波后的一个晚成分，由运动神经回返放电引起，因首先在足部小肌肉上记录而得名，F 波的特点是其波幅不随刺激量变化而改变，重复刺激时 F 波的波形和潜伏期变异较大；电极放置：同 MCV 测定，不同的是阴极放在近端；潜伏期的测定：通常连续测定 10～20 个 F 波，然后计算其平均值，F 波的出现率为 80%～100%。

（2）异常 NCV 及临床意义：MCV 和 SCV 的主要异常所见是传导速度减慢和波幅降低，前者主要反映髓鞘损害，后者为轴索损害，严重的髓鞘脱失也可继发轴索损害。NCV 的测定主要用于周围神经病的诊断，结合 EMC 可鉴别前角细胞、神经根、周围神经及肌源性疾病等。F 波的异常表现为出现率低、潜伏期延长或传导速度减慢及无反复等；通常提示周围神经近端病变，补充 MCV 的不足。

2．重复神经电刺激

（1）原理：重复神经电刺激（RNS）指超强重复刺激神经干在相应肌肉记录复合肌肉动作电位，是检测神经肌肉接头功能的重要手段。正常情况下，神经干连续受刺激，CMAPs 的波幅可有轻微的波动，而降低或升高均提示神经肌肉接头病变。RNS 可根据刺激的频率分为低频 RNS（＜5Hz）和高频 RNS（10～30Hz）。

（2）方法：①电极放置，刺激电极置于神经干，记录电极置于该神经所支配的肌肉，地线置于两者之间。②测定方法，通常选择面神经支配的眼轮匝肌、腋神经支配的三角肌、尺神经支配的小指展肌及副神经支配的斜方肌等；近端肌肉阳性率高，但不易固定；远端肌肉灵敏压低，但结果稳定，伪差小；高频刺激患者疼痛较明显，通常选用尺神经。③正常值的计算，确定波幅递减是计算第 4 或第 5 波比第 1 波波幅下降的百分比；而波幅递增是计算最高波幅比第 1 波波幅上升的百分比；正常人低频波幅递减在 10%～15%，高频刺激波幅递减在 30%以下，而波幅递增在 50%以下。

（3）异常 RNS 及临床意义：低频波幅递减＞15%和高频刺激波幅递减＞30%为异常，见于突触后膜病变如重症肌无力；高频刺激波幅递增＞57%为可疑异常；＞100%为异常波幅递增，见于 Lambert-Eaton 综合征。

四、经颅超声血流图检查

超声诊断是多普勒超声技术对脑血管疾病的诊断，有颅外段血管的血流速度、方向和状态，进而对颅内血管的血流动力学观察检测。

（一）检测方法和检测指标

1．检测方法

超声多普勒（TCD）检查部位是颞、枕和眶三个窗口。

（1）颞窗位于颧弓上方的眼眶外缘和耳屏之间，经颞窗可检测大脑中动脉、颈内动脉终末端，大脑前动脉、大脑后动脉及前交通动脉。

（2）枕窗可检测椎动脉颅内段、小脑后下动脉和基底动脉。

（3）眶窗可检测眼动脉和颈内动脉虹吸段。TCD 检查中对各个有关血管的识别主要是通过探头的位置、超声束的角度、血流方向的变化、血流速度、信号的音频特点、波形变化及压颈试验等。也可将探头直接置于两侧颈内动脉处描记波形。

2．TCD 检测指标、正常范围和异常所见

（1）血流速度参数：包括收缩期峰流速（Vs），舒张期末峰流速（Vd）和平均流速（Vm）；Vm 代表搏动性血液的供应强度，很少受心率、心肌收缩力、外周阻力和主动脉顺应性等心血管因素的影响，生理意义最大。

（2）动脉参数：包括收缩/舒张比值（SD）、阻力指数（RI）：收缩峰速度一舒张期末速度/收缩峰速度（是衡量脑血管舒缩状况指标）、动脉指数（PI）＝收缩峰速度－舒张期末速度/平均速度（是评价动脉顺应性和弹性的指标）和动脉传递指数（PTI）。血流速度和 PI 是 TCD 检测中最常用和最有意义的参数。

（3）大脑血管血液速度正常范围：大脑中动脉（MCA）60～115cm/s，大脑前动脉（ACA）80～105cm/s，大脑后动脉（PCA）30～60cm/s，基底动脉（ICA）40～80cm/s，椎动脉（VA）40～70cm/s。

（4）异常 TCD 所见：①血流信号消失，表现为脑底动脉发育不全、血管变异和脑血管闭塞等；②血流速度增高或降低，增高提示脑血管痉挛、动静脉畸形，降低示脑动脉狭窄或闭塞；③两侧血流不对称，左右两侧相应动脉的血流速度不对称，血流方向、频谱形态异常；④PI 增高或降低：⑤杂音；⑥血流方向异常提示病理性改变和侧支循环的存在；⑦频谱异常等。

（二）临床应用

在临床上，TCD 主要用于下列疾病的辅助诊断、监护、评价血管机制和预防保健。

（1）颅内外段脑动脉狭窄或闭塞：主要表现为血流速度增高和频谱形态增宽、湍流、涡流的改变。颈内动脉颅外段闭塞或 50%以上狭窄的确诊率可达 95%以上，和血管造影比较，符合率达 96%。

（2）脑血管畸形：有助于深部脑动静脉畸形的定位、供养血管和引流静脉的确定。也可用于术中或术后监测，避免损伤供血动脉，判断有无畸形血管的残留。表现为供血动脉血流速度增高，搏动指数降低。

（3）脑动脉瘤：TCD 诊断＜1cm 的动脉瘤比较困难，其检测的意义在于观察和研究动脉瘤破裂出血后脑血管痉挛的发生、发展和转归。表现为低血流速度，周围阻力增加的频波，并出现多峰收缩期频波。

（4）脑血管痉挛及蛛网膜下隙出血：是导致脑血管痉挛最常见的原因。TCD 可代替脑血管造影通过血流速度的变化，动脉参数的变化及血流杂音等检测是否存在脑血管痉挛。TCD 的随访观察对评价蛛网膜下隙出血的预后很有意义。

（5）锁骨下动脉盗血综合征：锁骨下动脉起始部有阻塞时，此方法可观察到对侧椎动脉血流速度增高、同侧椎动脉血流逆转、基底动脉血流降低等，甚至血流方向也逆转，以上发现有助于该综合征的明确诊断。

（6）脑动脉血流中微栓子的监测：可通过多通道 TCD 微栓子检测仪对颅内外及以侧脑底动脉进行连续和同步检测，以确定栓子的数量、性质及来源。

五、放射性同位素检查

（1）单光子发射计算机断层脑显像：单光子发射计算机断层（SPECT）脑显像与正电子发射断层扫描（PET）均为放射性同位素断层显像技术。将常用的 ^{99m}Tc 示记的放射性药物如 ^{99m}Tc-六甲基丙烯胺肟（^{99m}Tc-HM-PAO）注入血液循环，通过正常的血脑屏障，快速进入脑组织，在脑内的分布与局部脑血流量成正比，因此聚集在血流丰富的脑组织中发射单光子，利用断层扫描和影像重建，获得与 PET 类似的结果。用于 SPECT 检测的放射性示踪剂有碘、铊和锝，最常用的是 ^{99m}Tc-HM-PAO，其优点是放射剂量低、价格便宜及物理性能理想等。

SPECT 临床意义：①检查脑血流不足、脑梗死灶和脑代谢情况，弥补了脑动脉造影和 CT 所显示不出的病灶，而 SPECT 能显示病灶；②颅内占位性病变诊断的阳性率为 80%左右，脑膜瘤及血管丰富的或恶性度高的脑瘤阳性率在 90%以上。原因主要表现为肿瘤区和周围的水肿区放射性聚集低下；③对急性脑血管病、癫痫、帕金森病、痴呆分型及脑生理功能的研究均有重要的价值。

（2）正电子发射断层扫描：正电子发射断层扫描（PET）是应用于临床的一种无创性的探索人脑生化过程的技术，是局部放射性活性浓度的体层图像。可客观地描绘出人脑生理和病理代谢活动：其原理是用回旋或线型加速器产生正电子发射同位素（^{11}C、^{13}N、^{15}O、^{18}F-脱氧葡萄糖和 ^{18}F-多巴），经吸入和静脉注射能顺利通过血脑屏障进入脑组织，具有生物学活性，参与脑的代谢并发出放射线。用体外探测仪可测定脑不同部位示踪剂的浓度，经与 CT 和 MRI 相似的显像技术处理后获得脑切面组织的图像，并可计算出脑血流、氧摄取、葡萄糖利用和 ^{18}HF-多巴的分布情况，也可在彩色图像上显示不同部位示踪剂量的差别。

PET 在神经系统中用于正常人脑部活动的功能检查，也可在疾病中用于脑肿瘤的分级、肿瘤组织与放射性坏死组织的鉴别、癫痫病灶的定位，以及各种痴呆的鉴别及帕金森病与帕金森综合征的鉴别诊断等。在癫痫发作期表现癫痫灶的代谢增加，而在癫痫发作间歇期表现为代谢降低。多巴胺受体及转运蛋白的PET研究，对帕金森病的诊断具有较高的敏感性和特异性，即使对于症状较轻的帕金森患者，在黑质-纹状体系统也可有一些异常发现。目前 PET 还用于缺血性脑血管病的病理生理研究及治疗中脑血流，脑代谢的检测以及脑功能的研究，如脑内受体、递质、生化改变及临床药理学研究等。

（3）脊髓腔和脑池显像：脊髓腔和脑池显像也称 CSF 显像，方法是将某些放射性药物经 CSF 缓稀释后注入蛛网膜下隙，它将沿 CSF 循环路径运，约 1 小时进入颈部蛛网膜下隙，3～4 小时显示大部分脑池轮廓，最后到达大脑凸面时被蛛网膜颗粒吸收而进入血液循环中。通常在患者注药后 1 小时、3 小时、6 小时、24 小时做头部后位、前位和侧位扫描（γ 照相机），必要时加做 48 小时、72 小时显像观察扫描图像中有无缺损或局部不正常的放射性聚集，以了解 CSF 循环有无梗阻等病理性改变。临床主要用于显示交通性脑积水、梗阻性脑积水、CSF 漏、脑穿通畸形、蛛网膜囊肿及脊髓压迫症所致的椎管阻塞等。

（4）局部脑血流量测定：以往采用的颈内动脉注入，^{133}Xe 测定局部脑血流量（rCBF）的方法，近年已被吸入或静脉注入 ^{133}Xe 的方法所取代。注入药物后可用探头测定皮层 rCBF，该检查可在床旁、手术室或 ICU 进行，操作简单。但图像远不如 PET 和 SPECT 清晰，而且不能反映皮层下的血流灌注情况。该检查主要用于高碳酸血症或低血压时阻力血管自主调节能力的测定。

六、脑、神经和肌肉活组织检查

脑、神经和肌肉活组织检查是对神经系统疾病的活组织进行光镜、电镜、生化、组织化学和病毒检查，主要是为了明确病因，得出特异性的诊断。也可以通过病理检查的结果进一步解释临床和神经电生理的改变。随着病理诊断技术的不断发展，如组织化学、免疫组化及 DNA 等技术的应用，病理诊断的阳性率不断提高。但活组织检查也有一定的局限性，如受取材的部位和大小的限制，散在病变的病理结果可以是阴性的，但并不能排除诊断。部分病变较轻以至于与正常组织鉴别有困难时，应慎下结论。

（1）脑活组织检查：脑活组织检查远不如肌肉或神经活检应用得广泛。适应证为疑诊为亚急性硬化性全脑炎，遗传代谢性脑病如脂质沉积病、黏多糖沉积病和脑白质营养不良等，Alzheimer 型老年性痴呆，Creutzfeld-Jakob 病、Canavan 病和 Alexander 病，以及经 CT 或 MRI 检查证实的占位性病变，但性质不能肯定者等。

脑活检取材在大脑“静区”（额叶、枕叶）或病变部位。①较浅的、靠近皮层的病变采用颅骨环钻钻孔后切开脑膜，锥形切取脑组织；或小颅钻钻孔，穿刺采取脑标本。②脑深部病变由神经外科开颅手术切取标本或在 CT 下行立体定向穿刺活检。③在 MRI 定向引导下行脑组织穿刺活检。

脑活检标本根据需要进行特殊处理，可制成冰冻切片和石蜡切片等，经过不同的染色技术显示病变；还可从脑活检组织中分离病毒或检测病毒抗原，应用聚合酶链反应检测病毒特异性 DNA，是病变早期可靠的诊断方法。但脑活检毕竟是一种创伤性检查，有可能造成严重的后果，因此，必须权衡利弊后再做决定，特别是脑功能区更应慎重。

（2）神经活组织检查：神经活组织检查有助于周围神经病的定性诊断和病变程度的判断。主要适应证是各种原因所致的周围神经病，如慢性周围神经炎、糖尿病神经病等，儿童的适应证包括异染性白质营养不良、肾上腺脑白质营养不良和 Krabbe 病等。

神经活检应取走行表浅、易于寻找、后遗症轻微（仅为足背外侧皮肤麻木或感觉缺失）的神经，如腓肠神经，腓浅神经的分支等。

神经活检的临床意义：①发现一些特异性改变，是目前其他检查所不能取代的。②帮助诊断血管炎，如结节性多动脉炎，原发性淀粉样变性、麻风性神经炎、多葡聚糖体病、蜡样脂褐质沉积病感觉性神经束膜炎、恶性血管内淋巴瘤及一些遗传代谢性周围神经病。③帮助鉴别以髓鞘脱失为主的周围神经病（如格林-巴利综合征）和以轴索损害为主的周围神经病（如糖尿病性周围神经病和乙醇中毒性周围神经病）等。

（3）肌肉活组织检查：肌肉活组织检查有助于进一步明确病变的性质，并可鉴别神经源性和肌源性肌萎缩损害。主要适用于多发性肌炎、皮肌炎、包涵体肌炎、进行性肌营养不良、先天性肌病、脊髓性肌萎缩、代谢性肌病、内分泌肌病和癌性肌病等。肌肉活检的最后结论应参考病史，特别是家族遗传史、临床特点、血清肌酶谱的测定和肌电图检查结果。

肌肉活检部位为肱二头肌、三角肌、股四头肌和腓肠肌等。通常选择临床和神经电生理均受累的肌肉，但应避免在肌电图部位附近取材、慢性进行性病变时应选择轻、中度受累的肌肉；而急性病变时应选择受累较重甚至伴有疼痛的肌肉；切忌选择严重萎缩的肌肉。

肌肉活检标本可根据需要进行标本的处理和染色，可制成冰冻切片和石蜡切片等，经过不同的染色技术（组织学、组织化学、生物化学及免疫组化等染色体显示病变。

（4）临床意义：①组织学帮助鉴别神经源性损害和肌源性损害，提供肌纤维坏死，再生，肌浆糖原聚集、结缔组织淋巴细胞浸润等；②有助于皮肌炎、多发性肌炎和包涵体肌炎的诊断；③组织化学染色，可测定肌肉中各种酶的含量，有助于糖原沉积病等诊断；④免疫组化染色，可发现 Duchenne 型肌营养不良患者中 Dystrophin 缺乏及线粒体肌脑病中线粒体 DNA 的异常等。

七、基因诊断

基因诊断是用分子生物学和分子遗传学方法检测基因结构及其表达功能，直接或间接判断致病基因的存在，从而对遗传病进行诊断。它标志着遗传病的诊断从表型（蛋白质）水平进入 DNA（基因）水平。

传统的神经系统遗传病的诊断主要依据临床表现、生化和血清学的改变，有些疾病通过生化或酶活性的测定即可确诊。随着分子生物学技术的发展和对基因异质性的认识，发现相同的生化改变或酶的异常可伴有不同的临床表现；而 DNA 分析发现，不同的点突变又可引起相同的生化异常，例如肌肉磷酸化酶基因目前已有 16 个点突变。基因诊断可以弥补临床（表型）诊断的不足，为遗传病的治疗寻求新的出路，并可能对遗传病的分类提供新的方法和依据。目前基因诊断不仅应用于遗传性疾病，而且还广泛应用于感染性疾病（如病毒性脑炎）和肿瘤等。

基因诊断的途径主要包括基因突变的检测、基因连锁分析和 mRNA 检测。基因诊断的基本原理是应用分子生物学和分子遗传学的方法检测基因的结构和表达功能是否异常。较早期应用 DNA 分子杂交的技术原理，建立了 DNA 探针技术，随后发展了 DNA 体外扩增技术（即聚合酶链反应 PCR），使基因诊断的方法学提高到了一个新的阶段。

神经系统遗传病常用的基因诊断方法和技术包括核酸分子杂交技术、PCR 扩增和 DNA 测序等。核酸杂交技术包括 Soudlern 印迹杂交、Noahem 印迹杂交、点杂交、原位杂交及等位基因特异性寡核苷酸探针杂交等。基因诊断是直接以病理基因为对象，属病因学诊断，针对性强，对于神经系统的遗传性疾病，不仅能对有表型出现的疾病做出明确的诊断，而且可用于产前的早期诊断，还可检测出携带者和纯合子等。

第四节　神经内科疾病的诊断原则

一、定位诊断

定位诊断主要是依据神经解剖学知识，以及生理学和病理学知识，对疾病损害的部位做出诊断。由于不同部位的损害有其自身的特点，一般情况下，依据患者的症状、体征及必要的有关辅助检查资料所提供的线索，是能够做出病变的定位诊断的。

1．神经系统疾病定位诊断的原则

（1）在定位诊断的过程中，首先应明确神经系统病损的水平，即中枢性（脑部或脊髓）还是周围性（周围神经或肌肉），是否为其他系统疾病的并发症等。

（2）要明确病变的分布为局灶性、多灶性、播散性还是系统性。①局灶性是指中枢或周围神经系统某一局限部位的损害，如面神经麻痹、横贯性脊髓炎等；②多灶性是指病变分布于神经系统的两个或两个以上部位，如视神经脊髓炎的视神经和脊髓同时受累，多发性脑梗死的多数梗死灶等，多灶性病变通常具有不对称性；③播散性病变是指脑、脊髓、周围神经或肌肉等两侧对称的结构弥漫性损害，如缺氧性脑病、多发性神经病、周期性瘫痪等；④系统性是指病变选择性地损害某些功能系统或传导束，如运动神经元病。

（3）定位诊断时通常要遵循一元论的原则，尽量用一个局限性的病灶来解释患者的全部临床表现，其次才考虑多灶性或播散性病变的可能。

（4）在定位诊断中要特别重视疾病的首发症状，它常可提示病变的首发部位和主要部位，有时也可提示病变可能的性质。定位诊断还应注意以下的问题：①临床上有些定位体征并非一定指示有相应的病灶存在，如颅内压增高时可出现一侧或两侧的外展神经麻痹，这可能是一个假性定位症状，并不具有定位意义；②亚临床病灶并无定位体征，需通过一些辅助检查，如 CT、MRI、诱发电位等来发现；③在病程之初，某些体征往往不能代表真正的病灶所在，如脊髓颈段压迫性病变可先出现胸段脊髓受损的症状和体征，感觉障碍平面可能还没有达到病灶的水平；④某些体征可能是先天性异常或既往病变遗留下来的，与本次疾病并无关联。

因此，对收集到的临床资料，必须认真地进行综合分析，加以去粗取精、去伪存真，明确疾病的定位诊断。

2．不同部位神经病损的临床特点

（1）肌肉病变：肌肉病变可出现在肌肉或神经肌肉接头处。常见的症状和体征有：肌无力、肌萎缩、肌痛、假性肥大、肌强直等。腱反射改变可不明显，常无感觉障碍，往往近端重于远端，如为重症肌无力，还可有疲劳试验阳性。

（2）周围神经病变：周围神经多为混合神经，受损后常出现相应支配区的感觉、运动和自主神经障碍，表现为各种感觉减退、消失，下运动神经元瘫痪，腱反射减弱或消失，肌肉萎缩。由于不同部位的周围神经所含的三种神经纤维的比例不等、受损部位及严重程度不同，出现的症状和体征亦不尽相同，有的以运动症状为主，有的以感觉症状为主。多发性神经病则出现四肢远端对称性的感觉、运动和自主神经功能障碍，但运动重感觉轻。

（3）脊髓病变：一侧脊髓损害，可出现 Brown-Sequard 综合征；横贯性脊髓损害可出现受损平面以下运动、感觉及自主神经功能障碍，表现为完全或不完全性截瘫或四肢瘫、传导束型感觉障碍和大小便功能障碍。脊髓的选择性损害可仅有锥体束或（和）前角受损的症状和体征，如肌萎缩侧束硬化或原发性侧束硬化；亚急性联合变性常选择性损害脊髓的锥体束和后索；脊髓空洞症因后角或前连合受损可出现一侧或双侧节段性痛、温觉障碍；根据感觉障碍的最高平面、运动障碍、深浅反射改变和自主神经功能障碍可以大致确定脊髓损害平面。脊髓受损后出现的症状、体征和演进过程与病变的部位、性质及发病缓急等因素有关。

（4）脑干病变：一侧脑干损害，常出现病变侧的脑神经受损症状，表现为脑神经支配区的肌肉无力或（和）感觉障碍，病变对侧肢体瘫痪或感觉障碍（交叉性运动-感觉障碍）。双侧脑干损害，则表现为两侧脑神经、锥体束和感觉传导束受损的症状。

（5）小脑病变：小脑损害常有共济失调、眼球震颤、构音障碍和肌张力减低等。小脑蚓部病变主要引起躯干的共济失调，小脑半球病变引起同侧肢体的共济失调；急性小脑病变（血管性及炎性病变）较慢性病变（变性病及肿瘤）的临床症状明显，因后者可发挥代偿机制。

（6）大脑半球病变：大脑半球的刺激性病损可出现痫性发作，破坏性病损易出现缺损性神经症状和体征。一侧病变可出现病灶对侧偏瘫（中枢性面、舌瘫及肢体瘫）及偏身感觉障碍等，额叶病变可出现强握反射、运动性失语、失写、精神症状和癫痫发作等症状；顶叶病变可出现中枢性感觉障碍、失读、失用等；颞叶病变可出现象限性盲、感觉性失语和钩回发作等；枕叶病变可出现视野缺损、皮层盲及有视觉先兆的癫痫发作等。大脑半球弥散性损害常表现为意识障碍、精神症状、肢体瘫痪和感觉障碍等。

（7）大脑半球深部基底节损害：主要表现为肌张力改变（增高或减低）、运动异常（增多或减少）和震颤等。旧纹状体（苍白球）病变可引起肌张力增高、运动减少和静止性震颤等；新纹状体（壳核、尾状核）病变可导致肌张力减低、运动增多综合征，如舞蹈、手足徐动和扭转痉挛等。

二、定性诊断

定性诊断是结合发病方式、疾病进展演变过程、个人史、家族史及临床检查资料，经过综合分析，筛选出可能的病因，即病因诊断或定性诊断，目的是确定疾病的病因和性质。由于不同类型的疾病有其各自不同的演变规律，依据患者主要症状的发展变化，结合神经系统检查和辅助检查结果，通常是能够对疾病的性质做出正确判断的。

1．神经系统疾病的病因学分类

（1）感染性疾病：多呈急性或亚急性发病，常于发病后数日至数周内发展到高峰，少数病例可呈暴发性发病，数小时至数十小时内发展到高峰。常有畏寒、发热、外周血白细胞增加或血沉增快等全身感染的症状和体征。神经系统症状较弥散，可同时出现脑、脑膜或脊髓损害，表现为头痛、呕吐、精神症状和颈项强直等。血液和脑脊液检查，可找到病原学证据如病毒、细菌、寄生虫和螺旋体等。Prion 病发病缓慢、隐性，有海绵样脑病的病理改变。

（2）外伤：多有明确的外伤史，神经系统症状和体征的出现与外伤有密切关系，X 线、CT、MBI 检查可发现颅骨骨折、脊柱损伤或内脏损伤的证据。部分老年人和酗酒者可无明确的外伤史或外伤轻微，较长时间才出现神经症状，例如外伤性癫痫、慢性硬膜下血肿等，在这种情况下很容易误诊。

（3）血管性疾病：脑和脊髓血管性疾病发病急剧，发病后数分钟至数天内神经缺损症状达到高峰。老年人多见，常有头痛、呕吐、意识障碍、肢体瘫痪和失语等症状和体征，多有高血压、糖尿病、心脏病、动脉炎、高脂血症和吸烟等卒中危险因素。颅内动脉瘤和动-静脉畸形患者多较年轻，未破裂前可无任何神经系统症状和体征，CT/MRI 或 DSA 有助于确定诊断。

（4）肿瘤：大多发病缓慢，早期可无明显症状体征，病情逐渐加重后出现有头痛、呕吐、视乳头水肿等颅内压增高等症状和体征，如癫痫发作、肢体麻木和瘫痪（单瘫、偏瘫或截瘫）。脑脊液检查可有蛋白含量增加，脑脊液细胞学检查可发现肿瘤细胞，及时进行颅脑 CT 及 MRI 检查可明确诊断。肿瘤卒中发病者临床易误诊为脑卒中。

（5）遗传性疾病：多在儿童和青春期发病，部分病例可在成年期发病，常呈缓慢进行性发展。可有家族遗传史，常染色体显性遗传病较易诊断，隐性遗传病或散发病例不易诊断，未发病的携带者或症状轻微者更不易发现，基因分析有助于诊断。

（6）营养和代谢障碍：常有引起营养及代谢障碍的原因，如胃肠切除术后，长期经静脉补充营养、饥饿、偏食、呕吐、腹泻和酗酒等，或者患有糖、脂肪、蛋白质、氨基酸和重金属代谢障碍性疾病。通常发病缓慢，病程较长，除神经系统损害外，常有其他脏器如肝、脾、视网膜、血液和皮肤等受损的证据。

（7）中毒及与环境有关的疾病：患者常有药物滥用或长期大量服用苯妥英钠、减肥药物史，有杀虫剂、灭鼠药、重金属（砷、铅、汞、铊等）接触史，以及癌症放疗和（或）化疗、一氧化碳中毒、毒虫叮咬、甲醇摄入、进食蕈类和海产品（贝类、毒鱼）史等。神经症状可表现为急性或慢性脑病、周围神经病、帕金森综合症、共济失调或维生素 B_{12} 缺乏性脊髓病等。急性中毒发病急或急骤，慢性中毒发病均较缓慢隐袭。神经系统功能缺失症状及病理改变均与药物或毒物的毒副作用符合，多有全身其他脏器受损的证据。环境和体内的毒物或药物分析有助于诊断。

（8）脱髓鞘性疾病：常呈急性或亚急性发病，病灶分布较弥散、对称，病程中多表现有缓解与复发的倾向。部分病例慢性发病，进行性加重。常见病为多发性硬化、急性播散性脑脊髓炎。

（9）神经变性病：也是神经系统的常见疾病，发病及进展缓慢，常主要侵犯某一系统，如肌萎缩侧索硬化主要累及上、下运动神经元，老年痴呆症、Pick 病主要侵犯大脑皮层，Lewy 体痴呆主要累及 Lewy 体，帕金森病主要损伤锥体外系等。

（10）产伤与发育异常：围产期损伤临床常见颅内出血、缺血及缺氧性脑病等。轻症病例可无任何症状；中-重度病例常于出生后即表现嗜睡、激惹、呼吸困难、心律失常、抽搐、姿势异常、角弓反张、瞳孔固定和无反应状态等。如果缺血、缺氧性损害发生于出生前数周或数月，出生时或出生后不久即出现慢性脑病的表现。许多发育异常或先天性神经疾病是引起脑瘫、智力发育迟滞的重要原因；先天性神经肌肉疾病，如婴儿型脊肌萎缩症、先天性强直性肌营养不良症、先天性或代谢性肌病和脑病等可出现松软婴儿综合征。

（11）系统性疾病伴发的神经损害：许多内分泌疾病，如甲状腺功能尤进或低下，甲状旁腺功能低下和糖尿病等，以及血液系统疾病、心血管系统疾病、肝脏和肾脏疾病、结缔组织疾病、呼吸系统疾病和恶性肿瘤等；某些疾病的外科治疗，如心、肺外科；脏器移植外科等都可并发神经系统损害。可呈急性、亚急性或慢性发病，神经系统症状分布广泛，演变过程与系统疾病有密切关系。可同时有脑、脊髓、周围神经、肌肉、关节和皮肤损害，出现不同的症状组合。

2．定性诊断应注意的问题

（1）要重视疾病的发病方式，是急骤、急性发病，还是亚急性、慢性或隐匿性发病。脑血管疾病发病急或急骤，变性病和遗传病呈隐匿性或慢性发病。

（2）要高度重视疾病的演进过程，是进行性加重、逐渐好转、还是缓解-复发、周期性发病。如周期性麻痹、癫痫常周期性发病，肿瘤性疾病进行性加重，多发性硬化的特点是缓解-复发。

（3）要全面、客观地总结患者的临床特点，为证实临床初步诊断的正确性，排除其他疾病，还可选择某些必要的辅助检查。

（4）要注意询问可能与该病有关的基础疾病（如高血压、糖尿病、高脂血症等）、既往病史，发病的诱因、家族史、不良嗜好有时对疾病的定性诊断有重要的意义。

（5）如疾病暂时无法确诊，应按诊断可能性的大小进行排列，并进行动态追踪或门诊随诊，观察疾病的进展和变化，必要时对原有诊断进行修正。神经疾病的诊断是一个疾病认识的过程，在疾病的诊断和治疗的全过程中，要充分地重视并取得患者良好的配合，必须认真对待每一个患者，全面、认真、客观地分析各种临床及检查资料，始终遵循严谨、科学的原则，耐心细致的作风。

第三章　周围神经疾病

第一节　三叉神经痛

三叉神经痛是指原因未明的三叉神经分布范围内的突发性、短暂性、反复性及刻板性的剧烈的疼痛。

三叉神经痛常见于中年女性。该病的发病率为5.7/10万～8.1/10万。患病率45.1/10万。

一、病因及发病机制

三叉神经痛的病因及发病机制目前还不清楚。

（一）周围病变学说

有的学者根据手术、尸体解剖或MRA检查的资料，发现很多三叉神经痛的患者在三叉神经入脑桥的地方有异常的血管网压迫（如Zdrman1984年的报道提示，72%的三叉神经痛的患者有异常血管的压迫；解放军91医院1992年的报道提示，90%的三叉神经痛的患者有异常血管的压迫），刺激三叉神经根，从而产生疼痛。

（二）中枢性学说

根据患者的发作具有癫痫发作的特点，学者认为患者的病变是在中枢神经系统，是与面部疼痛有关的丘脑-皮质-三叉神经脊束核的刺激性病变所致。

（三）短路学说

三叉神经进入脑桥有一段无髓鞘区，由于受血管压迫等因素的作用，可以造成无髓鞘的神经纤维紧密的结合，在这些神经纤维之间形成假性“突触”，相邻神经纤维之间的传入、传出冲动之间发生“短路”（传入、传出的冲动由于“短路”，而都可以成为传入的信号）冲动的叠加，容易达到神经元的痛域，诱发疼痛。

二、病理

有关三叉神经痛的病理报道很少。有的研究发现，患者的三叉神经节细胞有变性，轴突有增生，其髓鞘有节段性的脱失等。

三、临床表现

（1）发病情况：常见于50岁左右的女性患者，男女患者的比例为1∶3。

（2）疼痛部位：三叉神经一侧的下颌支疼痛最为常见，其次是上颌支、眼支。有部分患者可以累及2支（多为下颌支和上颌支）甚至3支（有专家提出，如果疼痛区域在三叉神经第1支，尤其是单独影响三叉神经第1支的，诊断三叉神经痛要特别慎重）。

（3）疼痛特点：疼痛具有突发性、短暂性、反复性及刻板性的特点。发作前没有先兆，突然发作，发作常常持续数秒，很少＞1～2分钟，每次发作的疼痛性质及部位固定，疼痛的程度剧烈，患者难以忍受，疼痛的性质常常为电击样、刀割样的疼痛。

（4）伴随症状：疼痛发作时可伴有面部潮红、流泪、结膜充血。

（5）疼痛的扳机点：患者疼痛的发作常常可以由于触摸、刺激（如说话、咀嚼、洗脸、刷牙）以下部位诱发：口角、面颊、鼻翼。

（6）诱发因素：因吞咽动作能诱发疼痛，所以可摄取流食。与舌咽神经痛不同，因睡眠中吞咽动作不能诱发疼痛，故睡眠中不出现疼痛发作。温暖时不易疼痛发作，故入浴可预防疼痛发作，也有的患者愿在洗浴中进食。

（7）体征：神经系统检查没有异常的神经系统体征（除刺激“扳机点”诱发疼痛）。

四、诊断及鉴别诊断

（一）诊断

三叉神经痛的诊断根据患者的临床表现，尤其是其发作特点，诊断并不困难。但是要与继发性的三叉神经痛鉴别。继发性三叉神经痛有以下特点：①疼痛的程度常常不如原发性三叉神经痛剧烈，尤其是在发病的初期；②疼痛往往为持续性隐痛、阵痛，阵发性加剧；③有神经系统的阳性体征（尤其是角膜反射的改变、同侧面部的感觉障碍及三叉神经运动支的功能障碍）。常见的继发性三叉神经痛的病因有：鼻咽癌颅内转移、听神经瘤、胆脂瘤及多发性硬化等。

（二）鉴别诊断

三叉神经痛还应与以下几种疾病鉴别。

（1）颞下颌关节综合征：常常为一侧面部的疼痛，以颞下颌关节处为甚，颞下颌关节活动可以诱发、加重疼痛。患者张口受限，颞下颌关节有压痛。

（2）牙痛：很多三叉神经痛的患者被误诊为牙痛，有的甚至拔了多颗牙。牙痛常常为持续性，进食冷、热食品可以诱发、加重疼痛。

（3）舌咽神经痛：该病的发作特点及疼痛的性质与三叉神经痛极其相似，但是疼痛的部位有很大的不同。舌咽神经痛的疼痛部位在舌后部及咽部，说话、吞咽及刺激咽部可以诱发疼痛，所以，常有睡眠中疼痛发作。

（4）颞动脉炎：常常见于老年男性，疼痛为一侧颞部的持续性跳痛、胀痛，常常伴有低热、乏力、精神差等全身症状。查体可见患侧颞动脉僵硬，呈“竹筷”样改变。经激素治疗症状可以缓解、消失。

（5）偏头痛：此病的发病率远较三叉神经痛的发病率高：常常见于青年女性，疼痛发作前常常有前驱症状，主要表现为乏力、注意力不集中、精神差等。约65%的患者有先兆症状，主要有视觉的先兆，表现为闪光、暗点、视野的改变等。疼痛表现为一侧头部的跳痛，发作以后，疼痛的程度渐进加重，持续数小时到72 小时。发作时患者常常有自主神经功能障碍的表现。

五、治疗

（一）药物治疗

目前，三叉神经痛还没有有效的治疗方法。药物治疗控制疼痛的程度及发作的频率仍为首选的治疗方法。药物治疗的原则为：个体化原则，从小剂量开始用药，尽量单一用药并适时注意药物的不良反应。

常用的药物有以下几种。

1．卡马西平

由于卡马西平的半衰期为 12～35 小时，故理论上可以每天只服 2 次。常常从小剂量开始：0.1g，2 次/d，3～5 天后根据患者症状控制的程度来决定加量，每次加 0.1g（早、晚各 0.05g），直到疼痛控制为止。卡马西平每日的用量不要超过 1.2g。

卡马西平常见的不良反应有：头昏、共济运动障碍，尤其是女性发生率更高。长期用药要注意检测血象及肝功能的变化。此外，卡马西平可以引起过敏，导致剥脱性坏死性皮炎，所以，用药的初期一定要观察有无皮疹。孕妇忌用。

卡马西平是目前报道的治疗三叉神经痛的有效率最高的药物，其有效率据国内外的报道可达70%～80%。

2．苯妥英钠

苯妥英钠也可以作为治疗三叉神经痛的药物，但是有效率远较卡马西平低。据国内外文献报道，其有效率为 20%～64%。剂量为 0.1g，口服，3 次/d。效果不佳时可增加剂量，通常每日增加0.05g。最大剂量≤0.6g。

苯妥英钠的常见不良反应有头昏、共济运动障碍、肝功能损害及牙龈增生等。

3．妥泰

妥泰（托吡酯）是一种多重机制的新型抗癫痫药物。近年来，国内外有文献报道，在用以上两种经典的治疗三叉神经痛的药物治疗无效时，可以选用该药。通常可以从 50mg，2 次/d 开始，3～5天症状控制不明显可以加量，每日加 25mg，观察 3～5 天，直到症状控制为止。每日的最大剂量不要超过 250～300mg。

妥泰的不良反应极少。常见的不良反应有头昏、食欲下降及体重减轻。国内外还有报道，有的患者用药以后出现出汗障碍。

4．氯硝西泮

氯硝西泮（氯硝安定）通常作为备选用的药物。4～6mg/d。常见的不良反应为头昏、嗜睡、共济运动障碍，尤其在用药的前几天。

5．氯甲酰氮卓

氯甲酰氮卓 300mg/d，分 3 次餐前 30 分钟口服，无效时可增加到 600mg。该药不良反应发生率高，常见的不良反应有困倦、蹒跚、药疹和粒细胞减少等。有时可见肝功能损害。应用该药治疗应每 2 个月进行一次血液检查。

6．中（成）药

如野木瓜片（七叶莲），3 片，4 次/d。根据临床观察，该药单独使用治疗三叉神经痛的有效率不高，但是可以作为以上药物治疗的辅助治疗药物。此外，还有痛宁片，4 片，3 次/d。

7．常用的方剂

（1）麻黄附子细辛汤加味：麻黄、川芎、附子各 20～30g，细辛、荆芥、蔓荆子、菊花、桃仁、石膏、白芷各 12g，全虫 10g。

（2）面痛化解汤：珍珠母30g，丹参15g，川芎、当归、赤芍、秦艽、钩藤各12g，僵蚕、白芷各10g，红花、羌活各9g，防风6g，甘草5g，细辛3g。

（二）非药物治疗

三叉神经痛的“标准（经典）”治疗为药物治疗，但以下情况时可以考虑非药物治疗。①经应用各种药物正规的治疗（足量、足疗程）无效；②患者不能耐受药物的不良反应；③患者坚决要求不用药物治疗。非药物治疗的方法很多，主要原理是破坏三叉神经的传导。

常用的方法有以下几种。

1．神经阻滞治疗

神经阻滞（封闭）治疗是用一些药物（如无水乙醇、甘油、酚等）选择地注入三叉神经的某一支或三叉神经半月神经节内。现在由于影像技术的发展，在放射线诱导下，可以较准确的将药物注射到三叉神经半月节，达到治疗的作用。由于甘油注射维持时间较长，故目前多采用甘油半月神经节治疗。神经阻滞治疗的方法，患者面部的感觉通常能保留，没有明显的并发症。但是复发率较高，尤其是1年以后。

2．其他方法的三叉神经半月神经节毁坏术

如用射频热凝、伽玛刀治疗等。这些方法的远期疗效目前尚未肯定。

3．手术治疗

（1）周围支切除术：通常只适用于三叉神经第1支疼痛的患者。

（2）显微的三叉神经血管减压术：这是目前正在被大家接受的一种手术治疗方法。该方法具有创伤小、安全、并发症少（尤其是对触觉及运动功能的保留）及有效率高的特点。

（3）三叉神经感觉神经根切断：该方法止痛疗效确切。

（4）三叉神经脊束切断术：目前射线（X刀、伽玛刀等）治疗在三叉神经痛的治疗中以其微创、安全、疗效好越来越受到大家的重视。

4．经皮穿刺微球囊压迫（PMC）

自Mullan等1983年首次报道使用经皮穿刺微球囊压迫治疗三叉神经痛的技术以来，至今已有大量学者报道他们采用该手段所取得的临床结果。一般认为，PMC方法与当代使用的微血管减压手术及射频热凝神经根切断术在成功率、并发症及复发率方面都有明显的可比性。其优点是操作简单、安全性高，尤其对于高龄或伴有严重疾病不能耐受较大手术者更是首选方法。其简要的方法：丙芬诱导气管内插管全身麻醉。在整个治疗过程中监测血压和心率。患者取仰卧位，使用14号穿刺针进行穿刺，皮肤进入点为口角外侧2cm及上方0.5cm。在荧光屏指引下调正方向直至进入卵圆孔。应避免穿透卵圆孔。撤除针芯，放入带细不锈钢针芯的4号Fogarty Catheter直至其尖端超过穿刺针尖12～14cm。去除针芯，在侧位X线下用Omnipaque造影剂充盈球囊直至凸向颅后窝。参考周围的骨性标志（斜坡、蝶鞍、岩骨）检查和判断球囊的形状及位置；必要时排空球囊并重新调整导管位置，直至获得乳头凸向颅后窝的理想的梨形出现。球囊充盈容量为0.4～1.0mL，压迫神经节3～10分钟后，排空球囊，撤除导管，手压穿刺点5分钟。该法具有疗效确切、方法简单及副作用少等优点。

第二节　特发性面神经炎

特发性面神经炎是指原因未明的、茎乳突孔内面神经非化脓性炎症引起的、急性发病的面神经麻痹。发病率为20/10万～42.5/10万，患病率为258/10万。

一、病因与病理生理

病因与病理生理未明。可能因受到风寒、病毒感染或自主神经功能障碍，局部血管痉挛致骨性面神经管内的面神经缺血、水肿、受压而发病。

二、诊断步骤

（一）病史采集要点

（1）发病情况：急性发病，数小时至3～4天达到高峰。

（2）主要临床表现：多数患者在洗漱时感到一侧面颊活动不灵活，口角漏水、面部歪斜，部分患者病前有同侧耳后或乳突区疼痛。

（3）既往病史：病前常有受凉或感冒、疲劳的病史。

（二）体格检查要点

（1）一般情况好。

（2）查体可见一侧周围性面瘫的表现：患侧额纹变浅或消失，不能皱额或蹙眉，眼裂变大，闭眼不全或不能，试闭目时眼球转向外上方，露出白色巩膜称贝耳现象；鼻唇沟变浅，口角下垂，示齿时口角歪向健侧，鼓腮漏气，吹口哨不能，食物常滞留于齿颊之间。

（3）鼓索神经近端病变，可有舌前2/3味觉减退或消失，唾液减少。

（4）镫骨肌神经病变，出现舌前2/3味觉减退或消失与听觉过敏。

（5）膝状神经节病变，除上述表现外还有乳突部疼痛，耳郭和外耳道感觉减退，外耳道或鼓膜出现疱疹，见于带状疱疹引起的膝状神经节炎，称Hunt综合征。

（三）门诊资料分析

根据急性发病，典型的周围性面瘫症状和体征，可以做出诊断。但是必须排除中枢性面神经麻痹、耳源性面神经麻痹、脑桥病变、格林-巴利综合征等。

（四）进一步检查项目

（1）如果疾病演变过程或体征不符合特发性面神经炎时，可行颅脑CT/MRI、腰穿脑脊液检查，以利于鉴别诊断。

（2）病程中的电生理检查可对预后做出估计。

三、诊断对策

（一）诊断要点

急性发病，出现一侧周围性面瘫的症状和体征可以诊断。

（二）鉴别诊断要点

（1）中枢性面神经瘫：局限于下面部的表情肌瘫痪，而上面部的表情肌运动如闭目、皱眉等动作正常，且常伴有肢体瘫痪等症状，不难鉴别。

（2）格林-巴利综合征：可有周围性面瘫，但多为双侧性，可以很快出现其他脑神经损害，有对称性四肢弛缓性瘫痪、感觉和自主神经功能障碍，脑脊液呈蛋白-细胞分离。

（3）耳源性面神经麻痹：多并发中耳炎、乳突炎、迷路炎等，有原发病的症状和体征，头颅或耳部 CT 或 X 线片有助于鉴别。

（4）后颅窝病变：如肿瘤、感染、血管性疾病等，发病相对较慢，有其他脑神经损害和原发病的表现，颅脑 MRI 对明确诊断有帮助。

（5）莱姆病：莱姆病是由蜱传播的螺旋体感染性疾病，可有面神经和其他脑神经损害，可单侧或双侧，伴有多系统损害表现，如皮肤红斑、血管炎、心肌炎、脾大等。

（6）其他：如结缔组织病、各种血管炎、多发性硬化、局灶性结核性脑膜炎等，可有面神经损害，伴有原发病的表现，要注意鉴别。

四、治疗对策

（一）治疗原则

减轻面神经水肿和压迫，改善局部循环，促进功能恢复。

（二）治疗计划

1．药物治疗

（1）皮质类固醇：发病早期 1～2 周内应用，有助于减轻水肿。泼尼松 30～60mg/d，连用 5～7 天后逐渐减量。地塞米松 10～15mg/d，静脉滴注，1 周后改口服渐减量。

（2）神经营养药：维生素 B_{12}（500μg/次，隔天 1 次，肌内注射）、维生素 B_1（100mg/次，每天 1 次，肌内注射）、地巴唑（30mg/d，口服）等可酌情选用。

（3）抗病毒治疗：对疑似病毒感染所致的面神经麻痹，应尽早使用无环鸟苷（1～2g/d），连用 10～14 天。

2．辅助疗法

（1）保护眼睛：采用消炎性眼药水或眼药膏点眼，带眼罩等预防暴露性角膜炎。

（2）物理治疗：如红外线照射、超短波透热等治疗。

（3）运动治疗：可采用增强肌力训练、自我按摩等治疗。

（4）针灸和低脉冲电疗：一般在发病 2～3 周后应用，以促进神经功能恢复。

3．手术治疗

病后半年或 1 年以上仍不能恢复者，可酌情施行面-舌下神经或面-副神经吻合术。

（三）治疗方案的选择

对于药物治疗和辅助疗法，可以数种联用，以期促进神经功能恢复，针灸和低脉冲电疗应在水肿消退后再行选用。恢复不佳者可考虑手术治疗。

五、病程观察及处理

治疗期间定期复诊，记录体征的变化，调整激素等药物的使用。鼓励患者自我按摩，配合治疗，早日康复。

六、预后评估

70%的患者在 1～2 个月内可完全恢复，20%的患者基本恢复，10%的患者恢复不佳，再发者约占 0.5%。少数患者可遗留有面肌痉挛、面肌联合运动、耳颞综合征和鳄泪综合征等后遗症状。

第三节　多发脑神经损害

多发脑神经损害是指单侧或双侧、同时或先后两条以上脑神经受损而出现功能障碍。解剖部位的关系和病变部位的不同组合成多发脑神经损害的综合征。

一、病因与病理生理

病因是多种多样的，炎症性疾病、感染后免疫功能障碍、脱髓鞘疾病、肿瘤、中毒、外伤、代谢性疾病等。

二、诊断步骤

（一）病史采集要点

（1）发病情况：不同的病因，发病的急缓是不同的，炎症、外伤或血管病发病急，肿瘤的发病较慢，渐进发展。

（2）既往病史：注意有无感染、肿瘤、化学物接触、代谢性疾病等，以期发现病因。

（二）主要临床表现和体格检查要点

受损脑神经的不同组合形成不同的综合征，将分别描述。

（1）福斯特-肯尼迪综合征：嗅、视神经受损；表现为患侧嗅觉丧失、视神经萎缩，对侧视乳头水肿；多见于嗅沟脑膜瘤或额叶底部肿瘤。

（2）海绵窦综合征：动眼、滑车、展神经和三叉神经眼支受损；表现为患侧眼球固定、眼睑下垂、瞳孔散大、直间接光反射和调节反射消失，眼和额部麻木疼痛、角膜反射减弱或消失，眼睑和球结膜水肿及眼球突出；见于感染、海绵窦血栓形成、海绵窦肉芽肿、动-静脉瘘或动脉瘤等。

（3）眶上裂综合征：动眼、滑车、展神经和三叉神经眼支受损；表现为患侧眼球固定、上睑下垂、瞳孔散大、光反射和调节反射消失，眼裂以上皮肤感觉减退、角膜反射减弱或消失，眼球突出；见于眶上裂骨折、骨膜炎或邻近肿瘤等。

（4）眶尖综合征：视、动眼、滑车、展神经和三叉神经眼支受损，表现为眶上裂综合征＋视力障碍；见于眶尖骨折、炎症或肿瘤等。

（5）岩骨尖综合征：三叉神经和展神经受损；表现为患侧眼球外展不能、复视，颜面部疼痛；见于乳突炎、中耳炎、肿瘤或外伤等。

（6）小脑脑桥角综合：三叉、外展、面、听神经受损，病变大时可以累及脑干、小脑或后组脑神经；表现为患侧颜面部感觉减退、角膜反射减弱或消失，周围性面瘫，听力下降、眼震、眩晕和平衡障碍，小脑性共济失调；最多见于听神经瘤，还可见于炎症、血管瘤等。

（7）Avellis 综合征：迷走神经和副神经受损；表现为声音嘶哑、吞咽困难、患侧咽反射消失，向对侧转颈无力、患侧耸肩无力；见于局部肿瘤、炎症、血管病或外伤等。

（8）Jackson 综合征：迷走、副和舌下神经受损；表现为声音嘶哑、吞咽困难、患侧咽反射消失，向对侧转颈无力、患侧耸肩无力，患侧舌肌瘫痪、伸舌偏向患侧；见于局部肿瘤、炎症、血管病或外伤等。

（9）Tapia 综合征：迷走和舌下神经（结状神经节以下的末梢）受损；表现为声音嘶哑，患侧舌肌瘫痪、伸舌偏向患侧；多见于局部外伤。

（10）颈静脉孔综合征：舌咽、迷走和副神经受损；表现为患侧声带和咽部肌肉麻痹出现声嘶、吞咽困难、咽反射消失，向对侧转颈无力、患侧耸肩无力；见于局部肿瘤、炎症等。

（11）枕髁-颈静脉综合征：舌咽、迷走、副和舌下神经受损；表现为患侧 Vernet 综合征＋舌肌瘫痪和萎缩；见于颅底枪弹伤、局部炎症、肿瘤等。

（12）腮腺后间隙综合征：舌咽、迷走、副和舌下神经受损；表现同 Collet-Sicard 综合征，可有同侧 Horner 征；见于局部肿瘤、炎症、外伤等。

（三）门诊资料分析

详细的病史询问和认真的体检，有助于明确病变范围和可能的原因。

（四）进一步检查项目

局部 X 线摄片、颅脑 CT/MRI 检查，必要时脑脊液检查，有助于了解病变部位、范围、性质和病因。

三、诊断对策

根据临床症状和体征，明了受损的脑神经范围，结合病史和相应的检查以做出诊断，并尽量进行病因诊断。

四、治疗对策

针对病因治疗：感染要抗感染治疗，肿瘤、外伤或血管瘤可以选择手术治疗，脱髓鞘性疾病可予糖皮质激素治疗，代谢性疾病要重视原发病的治疗。

五、预后评估

不同的病因可以有不同的预后。

第四节　格林-巴利综合征

一、定义

急性炎症性脱髓鞘性多神经炎又称格林-巴利综合征（Guillain-Barre's syndrome，GBS），是一种自身免疫性疾病。其主要病理改变为周围神经系统的广泛性炎性脱髓鞘。临床上以四肢对称性弛缓性瘫痪为其主要表现。

二、病因与发病机制

目前尚未清楚。近年认为与空肠弯曲菌感染后所致的免疫障碍有关。体液免疫在该病的发病和发展中起主要作用。

三、病理

病变部位主要在脊神经根，也可累及脑神经。病理特点为节段性脱髓鞘和炎性细胞浸润（主要是淋巴细胞），轴索损害相对较轻。脊神经前根较后根受损较重，近段较远端重。

四、临床表现

（1）发病情况：任何年龄均可发病，但以青壮年男性多见。四季均有发病，夏、秋季多见。多呈急性或亚急性发病。发病前有前驱感染史（腹泻或上感）。

（2）四肢无力：对称性下运动神经元性瘫痪。四肢肌张力低下，腱反射减弱或消失，无病理征。瘫痪一般近段较重。通常在1～2周内发展到高峰。发病2～3周后可有肌萎缩。

（3）呼吸肌麻痹：少数患者可出现呼吸肌麻痹，是GBS的严重状态，处理不及时可危及患者生命，应严密监护，必要时行气管切开、呼吸机辅助呼吸。

（4）脑神经麻痹：约半数患者可有脑神经损害，以两侧面神经、舌咽、迷走神经双侧受累多见，其次是动眼神经、滑车神经和外展神经。

（5）感觉障碍：常为首发症状，以主观感觉障碍为主，多为四肢末端的麻木、针刺感。客观检查可有手套、袜套样感觉减退，也可无感觉障碍体征。

（6）自主神经功能障碍：初期或恢复期常有多汗（交感神经受刺激）。部分患者可出现血压不稳、心动过速和心电图异常等。

五、临床分型

本病的临床分型如下几种：①急性炎症性脱髓鞘性多神经炎。②急性运动轴索神经病。③急性运动感觉轴索神经病。④Fisher综合征。⑤不能分类的格林-巴利综合征。

六、辅助检查

（1）脑脊液：多表现为蛋白增高而细胞数正常或接近正常的蛋白-细胞分离现象。蛋白常升高在发病2～3周后达高峰。

（2）血象及血沉：白细胞总数增多和血沉增快，多提示病情严重或有肺部并发症。

（3）肌电图检查：其改变与病情的严重程度及病程有关。典型改变为神经传导速度减慢、F波或H波反射消失、出现率下降或潜伏期延长。

七、诊断与鉴别诊断

（一）诊断要点

（1）急性或亚急性发病。

（2）四肢对称性下运动神经元性瘫痪，感觉障碍较轻或缺如。

（3）脑脊液有蛋白-细胞分离现象。

（4）电生理检查：神经传导速度减慢，F波或H波反射消失、出现率下降或潜伏期延长。

（二）鉴别诊断

（1）急性脊髓灰质炎：为急性发病的肢体迟缓性瘫。但有明显发热，肢体瘫痪为节段性、不对称，无感觉障碍，脑脊液细胞及蛋白均升高。

（2）急性脊髓炎：颈膨大以上损害，早期可有四肢迟缓性瘫痪，但有传导束型感觉障碍、二便障碍。随病情发展，肌张力逐渐增高、腱反射亢进，可引出病理反射，脑脊液蛋白、细胞正常或轻度升高。

（3）全身型重症肌无力：有四肢迟缓性瘫痪，但病情逐渐加重，症状呈波动性，多有晨轻暮重，疲劳试验及新斯的明试验阳性，脑脊液正常。

（4）低血钾型周期性麻痹：多有反复发作史，无感觉和脑神经损害，脑脊液正常，发作时有低血钾和低钾心电图改变，补钾后症状迅速好转。

八、治疗

（1）严密观察呼吸功能：出现呼吸肌麻痹时尽早行气管切开、呼吸机辅助呼吸。

（2）加强护理：保持呼吸道通畅，监测生命体征，翻身拍背，肢体置于功能位，吞咽困难者尽早行鼻饲，预防肺炎、压疮、下肢静脉血栓形成。

（3）免疫治疗：血浆交换或静脉滴注大剂量免疫球蛋白。

（4）应用激素：治疗尚有争议。主要用于急性进展期患者。

（5）促进神经修复：维生素 B_1、B_{12} 等。

（6）康复治疗：尽早进行康复训练。

九、预后

（1）大多数患者经积极治疗后预后良好，轻者多在 1～3 个月好转，数月至 1 年内完全恢复。

（2）部分患者可有不同程度的后遗症，如肢体无力、肌肉萎缩和足下垂等。

（3）重症患者常因呼吸肌麻痹或肺部并发症死亡。

第五节　脊神经疾病

一、桡神经麻痹

桡神经起自 C_5～T_1 神经根，由臂丛后束分出。始于腋动脉后方，后与肱深动脉伴行入桡神经沟，弯曲下行至肱骨外上髁上方，于肱桡肌与肱肌之间分为浅、深两终支。其主要分支包括：在腋窝和桡神经沟内分别发出臂后皮神经，分布于上臂后面皮肤；前臂背侧皮神经，分布于上臂下部和整个前臂直至腕关节桡侧的皮肤。桡神经在上臂还发出肌支支配肱三头肌（使前臂伸直）；在肱骨下 1/3 发出肌支支配肱桡肌（屈肘关节并使前臂旋前），桡侧腕长伸肌（可伸直及外展腕关节）；深支于肱骨外髁平面发出 2 个肌支，支配桡侧腕短伸肌（参与伸腕），旋后肌（使前臂旋后）进入前臂背侧又发出 2 个肌支，支配指总伸肌（使第 2～5 指第 1 指节伸直并伸腕）及尺侧腕伸肌（使伸腕及腕内收），深支继续下行直达腕关节，称为前臂骨间背侧神经，支配拇长展肌（外展拇指）、拇短伸肌（伸直拇指第 1 指关节，并外展拇指）、拇长伸肌（伸直拇指末节）、食指固有伸肌（伸食指）、小指固有伸肌（伸小指）。前臂骨间背侧神经还发出细的感觉支，分布于骨间膜、桡骨骨膜、尺骨骨膜、腕及腕掌关节的背面皮肤。浅支至前臂下 1/3 转向手背，分布于腕、手背部桡侧及桡侧 2 个半手指近节背面的皮肤。

（一）病因

桡神经因其在臂部位置表浅，是臂丛神经中最易受损的一支。常见病因有肩关节脱臼、肱骨或桡骨骨折、外伤、炎症、腋部被拐杖压迫等。桡神经上段因为紧贴于肱骨中段背侧的桡神经沟内，故极易因肱骨干骨折或骨折后骨痂压迫受损。而桡骨小头骨折和脱位则可引起下段桡神经麻痹。睡眠时以手代枕，手术中上肢长时间外展和受压，束缚上肢过紧，均可损伤桡神经。麻风，重金属中毒如铅、砷中毒，酒精中毒有时亦可选择性地侵害桡神经。

（二）临床表现

（1）典型表现为腕下垂，如令患者两手手指伸直，手掌合拢，令其分开时，患侧手指不能离开，而是弯着沿健侧手掌向下滑落。损伤平面不同，症状有所差异。高位损伤（腋部、肱三头肌支分出以上）产生完全性桡神经麻痹，即上肢各伸肌均瘫痪，不能伸肘、伸腕、伸指，前臂不能伸直，在上肢伸直的情况下前臂不能旋后，手通常呈旋前位，在肘关节屈曲情况下，由于肱二头肌的作用则有部分旋后功能。前臂在手旋前位不能屈曲肘关节。腕下垂是桡神经麻痹最典型的症状，下垂程度约在120°以内。因腕关节不能固定，协同肌无力而握力减退。拇指的第1指节完全不能伸直及外展，由于受尺神经支配的拇内收肌作用，呈屈曲内收位。第 2～5 指中指与末节能部分伸直。三头肌腱反射与桡骨骨膜反射丧失。

（2）桡神经在肱骨中1/3（三头肌分支以下）损伤时，肱三头肌功能保存。

（3）桡神经在前臂上1/3损伤时，通常肱桡肌、旋后短肌和腕伸肌功能保存。

（4）在前臂中 1/3 以下操作时，因腕伸肌之分支在前臂上发出，故仅引起伸指肌作用丧失。损伤在腕部，因各运动支均已发出，可只有感觉障碍而无运动障碍。

（5）桡神经损伤时感觉障碍的分布同样与损害的部位有关。高位操作累及上臂后面、前臂后面和手的背面桡侧；在前臂上1/3以下损伤时，感觉障碍可极轻微，仅在手背、拇指和第1、2掌骨间隙的极小部分。同时在前臂骨间背侧神经终末损害时常有自主神经功能障碍，表现为手背肿胀、发凉及发绀，久后腕与手指出现半屈曲性僵直性挛缩，前臂骨、掌骨与腕骨质疏松。

（三）治疗

（1）病因治疗：因致病因素不同而异。如脱离中毒环境，正确处理骨折等；如有神经断伤者一般需神经缝合；如有瘢痕等压迫时，应做神经松解术。

（2）药物治疗：早期可肌注B族维生素、三磷酰苷、地巴唑、辅酶A、加兰他敏均可采用；急性期为促进神经炎症的消失，可应用地塞米松或泼尼松以减少神经水肿。

（3）其他：应及时采用超短波、红外线、直流电、感应电等理疗方法。按摩对改善血液循环促进功能恢复亦很重要；针灸、体疗等均可采用。如效果不明显时可考虑手术治疗。

二、坐骨神经痛

坐骨神经痛是指坐骨神经通路及其分布区的疼痛综合征。即疼痛位于臀部、大腿后侧、小腿后外侧和足外侧。按病因分为原发性和继发性坐骨神经痛，前者即坐骨神经炎，临床上少见，往往与体内感染源有关；继发性坐骨神经痛，最常见的病因是腰椎间盘突出，还有椎管狭窄、肿瘤、结核、妊娠子宫压迫、蛛网膜炎等。因此，在诊断坐骨神经痛时，应进一步寻找病因。本病是常见病，好发于青壮年男性，体力劳动者发病率高，多单侧。发病通常急骤，但也有缓慢的。该病的治疗方法和预后取决于致病的病因及医治是否及时，如椎管内髓外良性肿瘤，能及时就诊，及早手术治疗，常可治愈。

（一）病因及病理

坐骨神经是人体最大的神经，由 $L_{4\sim5}$ 及 $S_{1\sim3}$ 神经根组成，经坐骨大孔出骨盆至腘窝上部分为腓总神经和胫神经。坐骨神经支配大腿后部和小腿肌群，并传递膝关节以下的大部分感觉。

（二）临床表现

（1）根性坐骨神经痛：多急性或亚急性发病。开始常有下背部酸痛或腰部僵硬不适，或呈持续性钝痛，阵发性加剧。疼痛可自腰部向臀部、大腿背侧、腘窝、小腿外侧和足部放射，亦可为烧灼或刀割样痛，夜间痛甚。可因咳嗽、喷嚏、用力排便等增加腹压的动作而疼痛加剧。患者常取特殊的减痛姿势，如睡眠时卧向健侧，患侧膝关节、髂关节屈曲；坐下时健侧臀部先着力；站立时身体重心移在健侧，日久造成脊柱弯向患侧。病变水平的腰椎棘突常有压痛。Lasegue 征阳性（患者取仰卧位，下肢伸直，检查者将患肢抬高在 70°范围内，患者即感疼痛）及颌胸试验阳性。患者自觉小腿外侧和足部针刺或烧灼感。客观检查，该处可有轻微的感觉减退。踝反射减弱或消失。

（2）干性坐骨神经痛：多亚急性或慢性发病，少数为急性发病。疼痛部位主要在坐骨神经通路上。Lasegue 征阳性，多无腰部不适。但有上述减痛姿势。干性坐骨神经痛有明显的压痛点，即坐骨孔点（相当于秩边穴）、转子点（相当于环跳穴）、腘点（相当于委中穴）、腓点（腓骨小头下方）、踝点（外踝之后）、跖中间点（足底中央）。尤以腓肠肌中点压痛最显著。小腿外侧和足背的感觉障碍比根性者略明显。病程长者坐骨神经支配区的肌肉松弛、轻微肌萎缩、踝反射减弱或消失。

（三）辅助检查

腰椎穿刺、X 线片、椎管造影、CT、MRI 等检查均有助于病因诊断。

（四）治疗

急性期，卧硬板床休息 2～4 周，以减轻病变组织和神经张力及反应性水肿。

1．病因治疗

直接针对病因治疗，如手术切除肿瘤；缝合急性外伤引起的神经断裂；抗结核治疗骨结核、盆腔结核；抗生素抗感染治疗。

2．镇静与止痛药

水杨酸钠每次 0.5～1.0g，3 次/d，口服；吲哚美辛每次 25mg，3 次/d，口服；萘普生每次 0.25g，2～3 次/d，口服。可配用氯氮革、艾司唑仑等。

3．肾上腺皮质激素

用于广泛粘连、炎症的急性期及创伤或风湿等。泼尼松每次 5～10mg，1～2 次/d，肌内注射，或加入 5%葡萄糖液 300～500mL 中，静脉滴注，1 次/d，1～2 周为 1 个疗程。

4．B 族维生素

维生素 $B_1$100mg/d，1 次/d，肌内注射；维生素 B_{12} 每次 250～500μg，1 次/d，肌内注射；口服烟酸，0.1g/d，3 次/d。

5．周围血管扩张剂

用甲巯咪唑、山莨菪碱以改善血液循环和促进神经代谢。

6．封闭疗法

可用0.25%～1%普鲁卡因20～30mL，或利多卡因50～100mg，神经根性痛可行椎旁或骶管内硬膜外封闭；干性坐骨神经痛，可行局部痛点、坐骨神经周围封闭。

7．物理治疗

急性期可选用紫外线、短波、调制中频电疗法、干扰电疗法、超刺激电疗法等。通过改善局部血液循环，缓解肌肉痉挛，从而达到消炎、止痛的目的。慢性期可用超声波疗法、音频电疗法、间动电疗法、音乐电疗法等，以达到改善组织营养、促进代谢、降低神经兴奋性、减轻粘连、防治肌肉萎缩的目的。

8．针刺疗法

针刺疗法较适于慢性期的患者。可取肾俞、八髎穴、承扶、足三里、委中、阳陵泉、昆仑、悬钟、阿是穴等。

9．推拿疗法

多用于腰椎椎间盘突出，常采用正骨推拿法，同时配用牵引疗法，对促进突出的髓核复位有良好的疗效。有时可代替手术疗法。

（五）预后

坐骨神经痛的预后依病因及治疗而异，通常经上述综合治疗，大都在 4～8 周逐渐恢复，且预后良好。少数转为慢性，症状时轻时重，甚至数月、数年不愈，并常反复发作，可遗留腰部及坐骨神经分布区酸痛。腰椎椎管狭窄症手术治愈率达70%以上，有效率>90%。

三、腓神经麻痹

腓总神经为混合神经。由L_4～S_2组成。该神经位于大腿下1/3从坐骨神经分出，在腓骨头处转向前方分出一支腓肠外侧皮神经，分布于小腿侧面，然后形成腓前浅神经和腓深神经。支配膝下、小腿前和小腿外侧肌肉和足趾的短伸肌（包括腓骨长肌、腓骨短肌、胫骨前肌、蹲长伸肌、趾短伸肌等）。感觉支配足的背面、小腿外侧1/3处。

（一）病因

腓总神经是坐骨神经的一个分支，单独受损后，出现足下垂表现。腓神经麻痹并不少见，常见原因有腓神经炎，多见于受寒或者感冒以后。有不少患者因神经本身受到机械性压迫而发病，如长时间地采取蹲位的劳动，因膝关节较长时间过度屈曲，神经受压迫或牵引后发病。同样，因小腿绷带或石膏裹得太紧，或因睡眠时位置不当压迫神经或局部外伤均可发病。全身性疾病，如麻风、糖尿病，偶尔也可为致病原因。

（二）临床表现

本症常突然发病，患肢的足部下垂，并转向内侧。因足背不能上抬，所以行走时患者必须把大腿抬得很高，使足跟也提高，但行走时足尖仍往往在地面上拖曳，称为“跨越步态”。远看时，患肢行走姿势犹如鸡啄米状。小腿外侧下 2/3 和足背外侧一半的感觉减弱或消失。如病程长，小腿外侧肌肉可萎缩。

（三）鉴别诊断

（1）糖尿病性多发性神经炎：多为中老年人患病。神经系统症状常在糖尿病发生后 2～3 年出现。患者四肢末端剧痛，以夜间为著。腓肠肌有压痛，可出现感觉性共济失调。下肢近端肌肉萎缩，并可伴眼神经麻痹或自主神经功能障碍。

（2）慢性酒精中毒性多发性神经炎：为亚急性发病，以感觉障碍为主，下肢重于上肢。下肢远端有烧灼样疼痛和足底触痛。此外腓肠肌发生痛性痉挛、感觉性共济失调。

（四）治疗

常用治疗有针灸、理疗，也可做局部肌肉按摩，以促进局部的血液循环。药物治疗有 B 族维生素、地巴唑、加兰他敏及丹参片等，以促进神经功能恢复。患肢应经常锻炼。内科治疗一个阶段若未见疗效，可请外科诊治，确定可否行神经减压手术。个别久治未愈者可穿特制的高帮鞋，使足背同小腿保持固定的垂直位置，便于行走。

（五）预后

本病预后良好，因蹲位牵引压迫发病以及一部分炎症患者，数周到数月内可逐渐恢复。若能找到上述病因，首先应做病因治疗。要经常注意使患肢保持在功能的位置。

四、格林-巴利综合征

格林-巴利综合征又称急性炎症性脱髓鞘性多发性神经病、急性感染性变态反应性多发性神经病。是迅速进展而大多数可恢复的四肢对称性迟缓性瘫痪，可侵犯脑神经及呼吸肌，脑脊液常有蛋白-细胞分离现象。主要病变是周围神经广泛的炎性脱髓鞘。是可能与感染有关和免疫机制参与的急性（或亚急性）特发性多发性神经病。

（一）流行病学

该病的年发病率为 0.6/10 万～1.9/10 万，男性略高于女性。各年龄组均可发病。美国发病年龄有 16～25 岁与 45～60 岁双峰现象，欧洲发病趋势与之相似。我国尚无系统的流行病学资料。但发病年龄以儿童和青壮年多见。国外无明显季节倾向，我国发病有地区和季节流行趋势，在河北与河南交界农村，6～9 月有数年一次的流行趋势。美国曾报告 1977—1978 年的丛集发病，与注射流感疫苗有关，约旦丛集发病主要由于腹泻，少数因伤寒和肝炎，患者多为青年。

脱髓鞘型在美国较常见，偶可见到轴索变异型（急性运动感觉轴索型神经病）。我国华北常发生急性运动轴索型神经病（AMAN），CJ 感染常与 AMAN 有关。

（二）病因及发病机制

确切病因不清，不像由单一原因所致，可能与巨噬细胞病毒、呼吸道合胞病毒、肝炎病毒以及空肠弯曲杆菌感染等有关。一般认为是多种原因所致的迟发性过敏性自身免疫性疾病。病变主要在脊神经前根、肢带神经丛和近端神经干，也可累及后根、自主神经节及远端神经。病理改变主要是血管周围出现炎性细胞浸润，大多为淋巴细胞和巨噬细胞，这些细胞瓦解施万细胞、吞噬髓鞘而引起节段性脱髓鞘。在我国华北地区部分患者伴有轴索变性。

（三）临床表现

（1）多数患者病前 1～4 周可追溯有胃肠道或呼吸道感染症状以及疫苗接种史。急性或亚急性发病，出现肢体对称性迟缓性瘫痪，通常自双下肢开始，近端常较远端明显，多于数日至 2 周达到高峰。病情危重者在 1～2 天内迅速加重，出现四肢完全性瘫、呼吸肌和吞咽肌麻痹，危及生命。如对称性瘫痪在数日内自下肢至上肢并累及脑神经，称为Landry 上升性麻痹。腱反射减低或消失，发生轴索变性可见肌萎缩。

（2）感觉主诉通常不如运动症状明显，但较常见，感觉异常如烧灼、麻木、刺痛和不适感等，可先于瘫痪或同时出现，约30%的患者有肌肉痛。感觉缺失较少见，呈手套、袜子形分布，震动觉和关节运动觉不受累。少数病例出现 Kernig 征、Lasegue 征等神经根刺激征。

（3）少数患者出现脑神经麻痹，可为首发症状，常见双侧面神经瘫，其次为延髓性麻痹，数日内必然会出现肢体瘫痪。

（4）自主神经功能紊乱症状较明显，如窦性心动过速、心律失常、直立性低血压、高血压、出汗增多、皮肤潮红、手足肿胀及营养障碍、肺功能受损、暂时性尿潴留、麻痹型肠梗阻等。

（5）格林-巴利综合征可有变异型，可分为以下几型：①急性运动轴索型神经病。为纯运动型，特点是病情重，多有呼吸肌受累，24～48 小时内迅速出现四肢瘫痪，肌萎缩出现早，病残率高，预后差。②急性运动感觉轴索型神经病。发病与①相似，病情常更严重，预后差。③Fisher 综合征。被认为是格林-巴利综合征变异型。表现眼外肌麻痹，共济失调和腱反射消失三联征。④不能分类的格林-巴利综合征。包括“全自主神经功能不全”和极少数复发型格林-巴利综合征。

（四）辅助检查

（1）脑脊液：脑脊液蛋白分离是本病特征性表现，即脑脊液的蛋白增高而细胞数正常，是本病的特点之一。半数病例蛋白质在发病第 1 周内可正常，第 2 周蛋白增高，第 3 周增高最明显，到第 12 周后绝大多数又恢复正常。蛋白增高程度不一，通常为 1～5g/L。细胞数一般＜10×10^{6}个/L，偶可达 50×10^{6}个/L，以单核细胞为主。

（2）心电图：严重病例可出现异常，常见窦性心动过速和 T 波改变，如 T 波低平，QRS 波电压增高，可能为自主神经功能异常所致。

（3）肌电图：早期肢体远端的神经传导速度可正常，但此时 F 波的潜伏期已延长，随着病情的发展 80%的病例神经传导速度明显减慢，常超过 60%～70%，波幅可正常。

（4）电生理检查：可发现运动及感觉神经传导速度（NCV）明显减慢、失神经或轴索变性的证据。发病早期可能仅有 F 波或 H 反射延迟或消失，F 波异常代表神经近端或神经根损害，对格林-巴利综合征论断颇有意义。脱髓鞘可见 NCV 减慢、远端潜伏期延长、波幅正常或轻度异常，轴索损害表现远端波幅减低。但由于脱髓鞘病变节段性和斑点状特点，可能某一神经 NCV 正常，另一神经异常，因此，早期应检查多根神经。

（5）腓肠神经活检：显示脱髓鞘和炎性细胞浸润提示格林-巴利综合征，但腓肠神经是感觉神经，格林-巴利综合征以运动损害为主，因此，活检结果仅作为诊断的参考。

（五）诊断及鉴别诊断

1. 诊断

根据病前 1～4 周的感染史，急性或亚急性发病，发病时无发热，四肢对称性迟缓性瘫痪，感觉功能多正常或轻度异常，可伴有脑神经损害、呼吸麻痹、大小便功能多正常，脑脊液有蛋白-细胞分离现象，肌电图神经传导速度减慢。

2. 鉴别诊断

（1）脊髓灰质炎：多在发热数日后，体温未完全恢复正常时出现瘫痪，常累及一侧下肢，无感觉障碍及脑神经受累。病后 3 周可见脑脊液蛋白-细胞分离现象，应注意鉴别。

（2）癔症性瘫痪：根据神经体征不固定、腱反射活跃及精神诱因等鉴别。

（3）重症肌无力全身型：可呈四肢对称性迟缓性瘫痪，但一般发病较慢，症状有波动，多晨轻暮重，疲劳试验及新斯的明试验阳性，脑脊液正常。

（4）周期性瘫痪：发作时肢体对称性迟缓性瘫痪，过去有发作史，病前常有过饱、过劳、饮酒史。无感觉障碍及脑神经损害，脑脊液正常，发作时多有血钾降低及心电图呈低钾样改变，补钾后症状无缓解。

（5）急性脊髓炎：高位脊髓炎可有四肢瘫痪，早期肌张力呈迟缓性，但有感觉障碍平面，大、小便障碍。随着病情的发展肌张力增高，腱反射亢进，病理反射阳性。脑脊液细胞、蛋白正常或轻度增高。

（六）治疗

（1）对呼吸的强化护理及并发症的预防：本病的主要危险是呼吸麻痹，需要保持呼吸道通畅，定时翻身拍背，使呼吸道的分泌物及时排出，预防肺不张及呼吸道感染。密切观察呼吸困难程度、肺活量和血气分析的改变，以便及时做出使用呼吸机的决定。如有缺氧症状，肺活量降低至 20～33mL/kg 体重以下，则使用呼吸机。通常先用气管内插管，如无好转则行气管切开，用外围有气囊的插管，外接呼吸机或人工辅助呼吸。通气量不足或过大，都可影响气体的正常交换而危及生命。应随时调整呼吸机的通气量、通气频度，或捏皮囊的幅度及频度。应加强护理，保持呼吸道通畅，预防并发症。呼吸麻痹的抢救是增加治愈率、减少病死率的关键。

（2）延髓麻痹者宜及早下细的鼻饲管：进食后 30 分钟宜取坐位或半坐位，以免食物误入气管而致窒息或肺部感染，喂食后的鼻饲管一定要用温开水洗净，以防食物在鼻饲管内腐烂变质。尿潴留者先用腹部加压帮助排尿，无效时则要间歇导尿。便秘者依次用大便软化剂、轻泻剂及灌肠治疗。

（3）辅助治疗：可用 ATP、辅酶 A、B 族维生素等营养神经的药物。抗生素预防感染。中医、中药等增加机体抵抗力及调节免疫功能。肢体瘫痪的患者，应保持肢体于功能位，尤其防止足下垂。

（4）血浆交换疗法：一般认为本疗法治疗有效，能缩短自发病到独立行走的时间，缩短用人工辅助呼吸的时间，缩短疾病分级量表好转一所的时间，1～2 个月时患者的好转百分数增高，6 个月患者的神经系统后遗症百分数低于对照组。

（5）大剂量人体免疫球蛋白：一般认为可缩短病程，有效。用量 0.4g/（kg·d），静脉滴注。一般自慢速起始为 40mL/h，以半小时增加 10～15mL 的速度至 100mL/h。

（6）肾上腺皮质激素：由于本病的病程差异很大，影响因素很多，激素的给予时机、种类、剂量、剂型及给予方法等不同，而各地报道又无严格的对照，差异较大，所以肯定的结论有待大量病例的证实。一般轻症病例可口服泼尼松，10～20mg/次，3～4 次/d。重症病例用地塞米松 10～15mg 或氢化可的松 200～300mg 静脉滴注，1 次/d，持续 10～14 天。随病情好转而逐渐减量，以后改为口服泼尼松维持量，一般疗程为 1 个月左右。目前多数专家主张气管切开前应用肾上腺上皮质激素以控制或减轻病情的发展，而气管切开后就不再应用肾上腺上皮质激素以控制或减轻病情的发展，而气管切开后就不再应用肾上腺皮质激素，以减少肺部感染的机会。

（7）其他免疫抑制剂：有报道用环磷酰胺、硫唑嘌呤等治疗有效。因无严格的对照，疗效难以判断。

（8）康复治疗：瘫痪时宜经常被动活动肢体，肌力开始恢复时应及时主动和被动结合进行活动，活动宜早，在力所能及的情况下尽量活动。可配合针灸、推拿及理疗。

（七）预后

本病为自限性，呈单相病程，多于发病 4 周时症状和体征停止进展，经数周或数月恢复，恢复中可有短暂波动，极少复发-缓解。约 70%的患者完全恢复，25%遗留轻微神经功能缺损，5%死亡，通常死于呼吸衰竭。有前期空肠弯曲菌感染证据者预后较差，病理以轴索变性为主者病程较迁延且恢复不完全。高龄、发病急骤或辅助通气者预后不良。早期有效治疗及支持疗法可降低重症病例的死亡率。

五、多发性神经炎

（一）概述

多发性神经炎是由于众多的全身性原因，引起肢体远端的多发性神经为主的轴突变性和节段性髓鞘脱失，主要表现为肢体远端对称性的感觉、运动和自主神经障碍的临床综合征。本病由于病因不同，病程可有急性、亚急性、慢性、复发性之别。该病可发生在任何年龄。大部分患者的症状在数周到数月内发展。本病的治疗方法及预后由于病因、病程、治疗是否及时正确和患者的配合程度的不同而异，如慢性酒精中毒性多发性神经炎，患者若能彻底禁酒（这是治疗的关键），并供给足量的维生素药物，配合对症及营养支持治疗等，轻型病例的症状可在数周内消失，而重者常需数月才能恢复。

（二）临床表现

（1）感觉障碍：四肢末端呈“手套、袜子”型感觉减退或过敏，可有肢端疼痛、烧灼或麻木感。

（2）运动障碍：四肢远端肌力减退，引起垂腕、垂足，久病者肌肉萎缩。

（3）反射障碍：四肢腱反射减低或消失。

（4）自主神经障碍：肢体远端皮肤发凉、干燥、脱屑、变薄光亮，指（趾）甲松脆，多汗或无汗等。

（5）其他：各种致病原因的原发性症状、体征及实验室检查所见（如营养代谢障碍、感染性疾病、中毒、变态反应、物理性创伤、结缔组织疾病、癌性及遗传性疾病等）。

（三）诊断依据

（1）四肢对称性末梢型感觉障碍，下运动神经元性瘫痪及自主神经障碍。

（2）肌电图检查可有运动和（或）感觉神经传导速度减慢。

（3）各种致病原因的原发性症状、体征及实验室检查所见。

（四）治疗原则

（1）病因治疗。

（2）使用神经营养药。

（3）配合血管扩张剂。

（4）可用肾上腺糖皮质激素类药物治疗。

（5）对症、支持治疗。

（6）恢复期采用针灸、理疗、体疗、按摩、主动或被动活动肢体等。

（五）用药原则

（1）尽可能去除病因，积极针对原发病用药治疗。

（2）严重病例，或某些病因如血清性、感染性、结缔组织疾病者，早期还可选用肾上腺糖皮质激素类药物治疗，并配合对症、支持等综合措施。

（六）疗效评价

（1）治愈：肢体肌力和感觉基本恢复，自主神经障碍消失或明显减轻。

（2）好转：症状改善，遗有不同程度的运动、感觉和自主神经障碍。

（3）未愈：症状体征未改善。

第四章　神经系统感染

第一节　急性病毒性脑膜炎

病毒性脑膜炎是无菌性脑膜炎最常见的病原，约70%的无菌性脑膜炎病例为病毒感染所致。病毒性脑膜炎是全身病毒感染经血行播散至中枢神经系统的结果，多数病例发生于儿童和年轻人，夏秋季较多。50%～80%的病例由肠道病毒如柯萨奇病毒、ECHO 病毒和非麻痹性脊髓灰质炎病毒引起，腮腺炎病毒、单纯疱疹病毒 2 型、淋巴细胞性脉络丛脑膜炎病毒和腺病毒是较少见的病因。

一、临床表现

（一）病毒性脑膜炎的临床表现

急性发病，一般为数小时，出现发热（38℃～40℃）、畏光和眼球运动疼痛、肌痛、食欲减退、腹泻和全身无力等病毒感染的全身中毒症状，以及剧烈头痛、呕吐和轻度颈强直等脑膜刺激征，本病 Kernig 征和 Brudzinski 征在病毒性脑膜炎时常可缺如。可有一定程度的嗜睡和易激惹，但易被唤醒，唤醒后言语仍保持连贯。若出现更严重的神志障碍或神经系统局限性体征或癫痫发作，则意味着脑实质受侵犯，应诊断为脑膜脑炎。病毒性脑膜炎一般症状轻微，病后几天后开始恢复，多数 2 周内痊愈。少数患者的不适和肌痛可持续数周。

（二）病毒所致的非脑膜炎临床表现

某些病毒可有特定症状和体征，如皮疹多见于肠道病毒，多呈非瘙痒性红斑和丘疹，局限于头颈部，儿童多见；咽黏膜灰色水疱疱疹咽炎见于 A 组柯萨奇病毒，胸膜痛、臂丛神经炎、心内膜炎、心肌炎和睾丸炎是 B 组柯萨奇病毒感染的特征，颈背和肌肉疼痛应疑及脊髓灰质炎，下运动神经元性肌无力可发生于 ECHO 和柯萨奇病毒感染，但不严重且为暂时性，非特异性皮疹常见于埃可病毒 9 型，腮腺炎、睾丸炎和胰腺炎是腮腺病毒感染的特征，但应注意 B 组柯萨奇病毒、传染性单核细胞增多症病毒和淋巴细胞性脉络丛脑膜炎病毒感染也可引起睾丸炎。

二、诊断要点

（一）诊断

根据急性发病的全身性感染中毒症状、脑膜刺激征、CSF 淋巴细胞轻中度增高、血白细胞数不增高等，并排除其他病因的脑膜炎，确诊需 CSF 病原学检查。本病为良性自限性病程，一般情况下无须进行病原学诊断。

（二）脑脊液检查

压力正常或轻度增高，外观无色清亮，细胞数增多达（10～500）$\times 10^6$ 个/L，也可高达 1000 $\times 10^6$ 个/L，早期以多形核细胞为主，8～48 天后以淋巴细胞为主，蛋白可轻度增高，糖正常。急性肠道病毒感染可通过咽拭子、粪便等分离病毒，但临床实用价值不大，腮腺炎病毒较易分离，单纯疱疹病毒 I 型、脊髓灰质炎病毒分离困难。PCR 检查 CSF 病毒 DNA 具有高敏感性及特异性。

三、治疗方案及原则

（1）本病是自限性疾病，主要是对症治疗、支持疗法和防治合并症。对症治疗如卧床休息、降低体温和营养支持，严重头痛可用镇痛药，癫痫发作可首选卡马西平或苯妥英钠。可能发生的严重合并症是抗利尿激素分泌不良综合征，表现为水潴留及稀释性低血钠，应限制液体入量，每日入量限制在800～1000mL，外加发热损失的液体。

（2）抗病毒治疗可缩短病程和减轻症状，无环鸟苷可治疗单纯疱疹脑膜炎，大剂量免疫球蛋白静脉滴注可暂时缓解慢性肠道病毒脑膜炎的病情。疑为肠道病毒感染应关注粪便处理。

第二节　单纯疱疹病毒性脑炎

一、病因

单纯疱疹病毒（herpes simplex virus，HSV）是一种嗜神经DNA病毒。分为两型：Ⅰ及Ⅱ型，Ⅰ型HSV主要导致HSE，Ⅱ型HSV主要感染性器官。感染方式：原发感染及继发感染。少数儿童及青年主要为原发感染，HSV通过嗅神经感染额叶。大部分成人HSV潜伏在三叉神经半月神经节，当机体抵抗力降低时，病毒沿三叉神经逆行进入脑内发病。

二、病理

神经细胞和胶质细胞坏死、软化和出血，血管周围可见淋巴细胞、浆细胞浸润。可见细胞核内Cowdry A型包涵体。

三、临床表现

（1）发病年龄及季节：任何年龄均可患病，四季均可发病。

（2）前驱症状：发热、全身不适、头痛、肌痛等。

（3）发病方式：多急性发病。

（4）前驱感染：约1/4患者可有口唇疱疹史。

（5）主要症状及体征：发热、头痛、意识障碍、精神症状、人格改变、癫痫发作、脑膜刺激征、局灶性神经功能障碍。

四、辅助检查

（1）脑电图：弥漫性高波幅慢波。

（2）头颅CT：可正常，也可见一侧或双侧额叶、海马及边缘系统局灶性低密度区。

（3）头颅MRI：一侧或双侧额叶、海马及边缘系统长T_1、长T_2信号影。

（4）脑脊液：压力正常或轻度增高，细胞数明显增多，以单个核细胞为主，可有红细胞数增多，蛋白质呈轻、中度增高，糖与氯化物正常。

（5）脑脊液病原学检查：①ELISA法检测CSF特异性抗HSV抗体，双份CSF检查抗体滴度增高4倍以上，单份CSF抗体滴度＞1∶80，单份血清/脑脊液抗体滴度≤40；②PCR法检测CSF中HSV-DNA。

（6）其他：脑活检组织电镜下可发现细胞内病毒颗粒；亦可用PCR、原位杂交等检查病毒核酸，或进行病毒分离与培养。

五、诊断

（1）口唇或生殖道疱疹史，或本次发病有皮肤、黏膜疱疹。

（2）发热、明显精神行为异常、抽搐、意识障碍及早期出现的局灶性神经系统损害体征。

（3）脑脊液红细胞、白细胞数增多，糖和氯化物正常。

（4）脑电图以颞、额区损害为主的脑弥漫性异常。

（5）头颅 CT 或 MRI 发现颞叶局灶性、出血性软化灶。

（6）特异性抗病毒药物治疗有效。

六、治疗

（1）抗病毒治疗：阿昔洛韦或更昔洛韦，抗病毒机制是干扰 DNA 聚合酶，抑制 DNA 复制。对于可疑 HSE 者也应给予治疗，强调早诊断、早治疗。

（2）全身支持治疗：加强营养，加强护理。

（3）对症治疗：镇静、降温、止痉、降颅压等。

第三节　带状疱疹及神经系统合并症

带状疱疹是临床常见的病毒感染，年发病率为 3/1000～5/1000，水痘-带状疱疹病毒（varicella-zoster virus，VZV）可引起水痘和带状疱疹两种常见疾病。水痘是儿童期多见的原发性感染，带状疱疹是幼儿患水痘后在感觉神经节细胞内潜伏的病毒再度活化所致。VZV 的神经系统合并症（如急性小脑共济失调、脑膜炎、脑炎和脊髓炎等）是 VZV 感染后的带状疱疹血管病。

一、临床表现

（一）带状疱疹

主要累及脊髓神经节，20％的患者为脑神经受累，三叉神经多见，脊神经根受累顺序依次为胸、腰、颈和骶节段，均为单侧。

（1）脊神经节带状疱疹：出现疱疹前 2～4 天常有全身不适、发热及厌食，受累节段皮肤痒感、麻木或烧灼感等，数日后出现节段性排列成簇的带状水疱样皮疹，疱疹沿神经根呈簇状分布，好发于胸段皮节，T_5～T_{10} 最常见，约占全部病例的 2/3 以上；颅颈区较常见，且疼痛严重，皮疹开始为红斑，12～24 小时变成水疱，呈散在或融合分布，72 小时水疱内液体化脓，1 周内脓液变干，10～12 天干燥结痂，皮疹期可伴无痛性淋巴结增大。2～3 周痂脱落留有瘢痕、色素沉着或色素减退，可伴感觉缺失，数月始能恢复正常。

（2）眼带状疱疹：三叉神经第 1 支受累常见，可引起眼带状疱疹，导致全眼球炎、角膜瘢痕和视力障碍，可出现暂时性或永久性动眼神经支配眼肌麻痹。

（3）膝状神经节带状疱疹：出现面神经麻痹，50％的患者伴舌前 2/3 味觉丧失，伴外耳道和鼓膜带状疱疹，称为 Hunt 综合征。有时疱疹累及 C_2、C_3 皮节，累及 Cortis 器和前庭神经节可出现眩晕、呕吐、耳鸣和耳聋。

（二）合并症

1．运动麻痹

肢体和躯干带状疱疹常伴节段性肌无力，肌无力的范围与皮肤感觉障碍一致，85%的病例肌无力可恢复。部分患者脑膜受累，可伴发热、头痛和颈强直等，颈段和腰段受累时出现上肢和下肢肌萎缩，骶段受累可出现尿潴留或尿失禁，但很罕见。

2．带状疱疹性脊髓炎

VZV感染可引起不同程度的脊髓炎，多发生于病后数周至数月，脊髓受累节段通常与皮疹节段一致，常见双下肢无力、腱反射不对称、感觉障碍和尿便障碍。严重病例可出现 Brown-Sequard 综合征或脊髓横贯性病损。

3．带状疱疹性脑炎（herpes zoster encephalitis，HZE）

多见于老年人和免疫功能缺陷患者，HZE 可发生于皮肤疱疹以前、同时或疱疹痊愈后，表现为典型的脑膜脑炎症状和体征，如发热、头痛、脑膜刺激征、谵妄和精神混乱，以及偏瘫、共济失调和癫痫发作等。脑脊液淋巴细胞和蛋白增高，CSF 可检出 VZV 膜抗原特异性抗体。病死率可达30%，存活者多遗留神经系统后遗症。

4．带状疱疹性脑血管炎

带状疱疹性脑血管炎是带状疱疹的严重并发症，包括两种类型。

（1）眼带状疱疹伴迟发性对侧偏瘫：眼带状疱疹消退或痊愈后数周到 6 个月，在皮疹对侧突发偏瘫、失语等症状，是皮疹同侧颈内动脉主干及主要分支炎症和闭塞导致半球缺血性损害所致，病理为肉芽肿性血管炎。

（2）动脉炎：其他脑血管可能发生过敏性动脉炎，受累血管多为感染神经节支配的局部血管，动脉炎可能与病毒直接侵犯有关。

5．带状疱疹感染性多发性神经炎

表现为以运动障碍为主的 Guillain-Barre 综合征（GBS），或 GBS 的变异型 Fisher 综合征等。此外，可见节段性神经根脊髓炎、脑神经病和多灶性脱髓鞘综合征等。

6．带状疱疹后神经痛

老年体衰患者多见，肋间神经和三叉神经眼支多见，表现为持续锐痛或闪电样疼痛，皮肤对触觉敏感，神经痛可持续数月或数年，各种治疗效果不佳。

二、诊断要点

（一）诊断

根据患者的特征性水疱皮疹沿神经根呈簇状分布，累及胸段皮节、三叉神经第 1 支和膝状神经节，影响肢体运动功能，出现脊髓炎、脑炎、脑血管炎和多发性神经炎等症状、体征，偶有患者发生肋间神经痛或面神经麻痹而无带状疱疹，出现持续锐痛或闪电样疼痛。CSF 淋巴细胞数增高，PCR 检出特异性 VZV-DNA。

（二）实验室检查

单一皮节受累脑脊液可正常，脑神经节或中枢神经受累 CSF 淋巴细胞数增高，细胞计数从十余个至数百，蛋白正常或轻度增高，糖及氯化物正常。病原学检查可行疱疹刮片疱疹液，镜检可见多形核巨细胞及核内包涵体，用 PCR 法可检出特异性 VZV-DNA。

三、治疗方案及原则

治疗原则是阻止感染向全身播散，预防带状疱疹的神经系统合并症，如脊髓炎、脑炎、脑血管炎、多发性神经炎和疱疹后神经痛等。可用抗疱疹病毒药物阻断病毒复制，用皮质类固醇缓解局部炎性反应。治疗应视患者具体情况而定，免疫功能正常的年轻人患带状疱疹一般较轻，恢复迅速，不遗留任何后遗症，所以无须任何特殊治疗。免疫功能障碍患者易发生严重播散性感染，应给予全身抗病毒治疗。

（一）抗病毒药物治疗

常用无环鸟苷 500mg，1 次/8h，静脉滴注，疗程 14～21 天；更昔洛韦 5～10mg/（kg・d），静脉滴注，1 次/12 h，14～21 天；也可试用万乃洛韦或伐昔洛韦。可阻止病毒播散，减少并发症，促进疱疹愈合和预防疼痛。

（二）动脉炎

可能有变态反应参与，可合用皮质类固醇如地塞米松 10～20mg/d，静脉滴注。免疫机制正常的老年人易患疱疹后神经痛，在应用抗病毒药的同时可给予短疗程皮质类固醇，可能促进水疱愈合及缩短疼痛时间。带状疱疹感染性多发性神经炎患者可试用水痘-带状疱疹病毒特异性免疫球蛋白，或用大剂量免疫球蛋白 400mg/（kg・d）静脉滴注，每个疗程 3～5 天。

（三）疱疹后神经痛

治疗困难，常规镇痛药无效。可在疼痛的皮肤处反复涂抹辣椒素油，使皮肤痛觉丧失以解除疼痛。周围神经不完全损害引起痛觉过敏，可用卡马西平 0.2g 口服，3 次/d，合用阿米替林 50～100mg/d；也可试用苯妥英钠、加巴喷丁。眼部带状疱疹可用 0.5%无环鸟苷油剂涂眼，4～5 次/d。受累神经根切断术对缓解疼痛无效。

第四节　中枢神经系统结核瘤

中枢神经系统结核瘤是脑或脊髓实质的占位病变，以脑结核瘤占绝大多数。脑结核瘤是脑内由类上皮和含有结核菌的巨噬细胞组成的干酪性肉芽肿病灶，可形成钙化，广泛的干酪性坏死也偶可形成冷脓肿。结核瘤既不是结核性脑膜炎的并发症，亦非其不能治愈的晚期病变。仅不足 10%的结核瘤合并结核性脑膜炎。

在结核瘤的高发和流行区内少数患者并无症状，常常在脑扫描时被意外发现钙化性肉芽肿。成人大脑半球的结核瘤较儿童多见，本病大多呈脑瘤样表现，例如，连续数周或数月逐渐加重的头痛，伴有痫性发作及急性局部脑损伤，以后占位效应逐渐明显，大脑功能逐渐减退。神经系统检查可发现视盘水肿、展神经麻痹（继发于高颅压）、偏瘫、视野缺损、多发性肌阵挛、偏身帕金森综合征等。部分患者仅反复出现部分性或全身性癫痫发作，个别患者出现癫痫持续状态，在痫性发作间期神经系统检查正常或偶有脑损伤的局灶体征。另一些患者仅出现假脑瘤样颅内高压症状，全身检查时患者可无神经系统以外的结核依据。

增强 CT 最具有诊断价值，CT 显示结核瘤大小不一、多少不等。绝大多数为单发病灶，可发生于脑内的任何部位，多数分布在大脑半球、基底节和脑干。儿童幕下发生的结核瘤较成人多见；瘤体有钙化边缘，增强扫描见病灶周边显像加强。脑脊液检查通常多为正常。

结核瘤诊断的金指标是组织学检查，特征是有干酪样坏死的结核肉芽组织，多数结核灶融合。

以抗结核药物治疗为主，对单个结核瘤可行手术切除。

第五节　结核性脑膜炎

结核性脑膜炎（tuberculous meningitis，TBM）是由结核杆菌引起的脑膜和脊髓膜的非化脓性炎症，是最常见的神经系统结核病。TBM 是由结核分枝杆菌感染所致，TBM 发病通常有两个过程，首先是细菌经血播散后在脑膜和软脑膜下种植，形成结核结节；其后结节破溃，大量结核菌进入蛛网膜下隙，引起 TBM 发病。

一、临床特点

（1）急性或亚急性发病，由于疾病的慢性过程使病程持续时间较长；发热、头痛、呕吐及脑膜刺激征是 TBM 早期最常见的临床表现，通常持续 1～2 周；检查可有颈强直及 Kernig 征。可有肺结核及其他部位结核史，以及长期低热、盗汗、消瘦等结核中毒症状。

（2）颅内压增高：在早期，由于脑膜、脉络丛和室管膜炎性反应，脑脊液生成增多，蛛网膜颗粒吸收下降，形成交通性脑积水，颅内压多为轻、中度增高；晚期蛛网膜、脉络丛粘连，呈完全或不完全性梗阻性脑积水，颅内压多明显增高，表现为头痛、呕吐和视盘水肿。严重时出现去脑强直发作或去皮质状态。

（3）如早期未能及时恰当治疗，发病 4～8 周时常出现脑实质损害的症状：精神症状如萎靡、淡漠、谵妄或妄想；部分性、全身性痫性发作或癫痫持续状态；嗜睡、昏迷等意识障碍；肢体瘫痪分两型：卒中样瘫痪多因结核性动脉炎所致，出现偏瘫、交叉瘫、四肢瘫和截瘫等；慢性瘫痪的临床表现类似肿瘤，由结核瘤或脑脊髓蛛网膜炎引起。

（4）脑神经损害较常见，颅底炎性渗出物的刺激、粘连、压迫，可致脑神经损害，以动眼、展、面和视神经最易受累，表现视力减退、复视和面神经麻痹等。

（5）老年人 TBM 的特点是头痛、呕吐较少，颅内压增高的发生率低，约半数患者脑脊液改变不典型，但在动脉硬化基础上发生结核性动脉内膜炎而引起脑梗死的较多。

二、辅助检查

脑脊液压力增高，可达 3.9kPa（400mmH_2O）或以上，外观呈黄色，静置后可有薄膜形成；淋巴细胞显著增多，但一般不超过 500×10^6 个/L，蛋白中度升高，通常为 1～2g/L，糖及氯化物下降，以上典型的脑脊液改变虽无特异性，但可高度提示诊断。抗酸杆菌染色可鉴定细菌，结核菌培养是诊断结核性感染的金标准，但阳性率均较低。CT 或 MRI 扫描可显示脑底或脑沟非特异性增强，可发现伴有或不伴有钙化的结核瘤。

三、诊断

根据结核病病史或接触史，以往患有肺结核或身体其他部位的结核病，出现头痛、呕吐等症状，查体有脑膜刺激征及脑脊液特征性改变，典型病例诊断不难。但需与隐球菌等亚急性脑膜炎鉴别，因二者的临床过程和脑脊液改变极为相似，应尽量寻找结核菌和新型隐球菌的旁证或实验室证据。

四、鉴别诊断

应主要排除其他原因引起的亚急性脑膜炎。由隐球菌、组织胞质菌和芽生菌引起的真菌性脑膜炎也与结核性脑膜炎相似，需要通过脑脊液细菌染色（抗酸杆菌染色和墨汁染色同时进行）、抗原抗体检查和脑脊液培养做出诊断。第Ⅱ期梅毒的急性非化脓性脑膜炎、第Ⅲ期梅毒的卒中和痴呆综合征无论在临床表现和脑脊液检查结果均与结核性脑膜炎极为相似，需要辅以血清学、CSF-VDRL和特异螺旋体抗体检查做出鉴别。莱姆病和布氏菌病与结核性脑膜炎流行方式相近，需要用血清学检查予以排除。部分已用抗生素的化脓性脑膜炎患者其脑脊液中的多核细胞以白细胞为主，每立方毫米可达数千个白细胞，而蛋白仅轻度升高可资鉴别。单纯疱疹病毒性脑炎也需要鉴别，后者在CT和MRI上可见额、颞部特异性的局灶性异常和占位效应，但确诊仍需要做脑活检。脑脓肿、颅内硬膜下或硬膜外脓肿的脑脊液虽与结核性脑膜炎的相似，但糖水平正常，根据临床和影像学检查可迅速诊断。肉芽肿和肿瘤性脑膜炎的临床表现和脑脊液检查也与结核性脑膜炎相似，反复大量脑脊液细胞学检查可对淋巴瘤和癌性脑膜炎与之鉴别。对肉瘤性脑膜炎，通过淋巴结、肝、骨骼肌的活检予以确诊。

五、治疗

早期降颅压、选择适当的抗结核药物和激素治疗是治疗成功的关键。

（一）用药原则

抗结核治疗应遵循早期给药、合理选药、联合用药及系统治疗的原则。目前认为异烟肼、利福平、吡嗪酰胺或乙胺丁醇、链霉素是治疗 TBM 最有效的联合用药方案。常用的方案有：①异烟肼＋利福平＋链霉素；②异烟肼＋利福平＋乙胺丁醇或对氨基水杨酸钠；③异烟肼＋利福平＋链霉素＋吡嗪酰胺。儿童因乙胺丁醇的视神经毒性作用、孕妇因链霉素对听神经的影响而尽量不选用。只要患者的临床症状、体征及实验室检查高度提示本病，即使脑脊液抗酸染色阴性，亦应立即进行抗结核治疗。

（1）异烟肼：杀菌力强，毒性低，易透过血脑屏障，为首选药物。治疗开始时剂量易较大，病情好转，约在给药4周后改为维持剂量，疗程一般为1～1.5年。病重患者宜静脉滴注或推注药物，使血药浓度在短期内维持较高水平，儿童每日 10～15mg/kg 体重。成人剂量为 600mg/d。在严密观察肝功能的情况下可静脉用药临时短期加大剂量至 1000～1200mg/d。用药期间可加用维生素 B_6，口服每日3次，每次20mg，以预防发生周围神经病。

（2）链霉素：该药不能通过正常的血脑屏障，但能透过有炎症的脑膜，故适于急性炎症期患者的治疗。成人剂量为 1g/d，小儿每日 20～30mg/kg 体重，分 2 次肌内注射。疗程不少于 6 个月。开始时每日注射，2个月后或脑脊液及脑膜刺激征好转时，改为隔日1次，或每周2次肌内注射。应密切观察该药引起第Ⅷ对脑神经的毒性反应，如听力损害、眩晕、呕吐等，以便及时停药及处理。

（3）利福平：易从胃肠道吸收，且易通过血脑屏障，杀菌力亦强，常与异烟肼合用。成人剂量为 900mg/d，多 1 次口服，儿童一般为每日 15mg/kg 体重。与异烟肼合用时对肝脏有较大的毒性，故一旦发现肝功能受损，即应减少剂量。

（4）乙胺丁醇：本品主要作用是防止结核杆菌发生耐药性，故不能单独使用。成人剂量为 15～25mg/（kg・d），儿童剂量 15mg/（kg・d）。不良反应是引起球后视神经炎，导致视力减退、中央暗点和绿色视觉消失。

（5）吡嗪酰胺：由于能杀死不受其他药物作用的结核菌，它与利福平已成为短程化疗中最有效的灭菌药物。单一用药极易产生耐药性，与其他抗结核药物无交叉耐药，同异烟肼联用可增强其杀菌作用。成人与儿童剂量均为 20～30mg/（kg・d），一般成人为 1.5～2g/d，间歇疗法可增至 2～3g/d，顿服或分 2～3 次服。常见不良反应为肝脏损害，如出现转氨酶升高甚至黄疸，均应停药积极保肝治疗。也可出现关节痛，主要发生在大关节，停药后即缓解。

（6）对氨基水杨酸钠：开始 4～6g/d 渐增至 12～16g/d，溶于 5% 葡萄糖液 500mL 中静脉滴注，注意现配现用和避光。

（二）联合用药

根据 WHO 的建议，应至少选择 3 种药物联合治疗，常用异烟肼、利福平和吡嗪酰胺，轻症患者治疗 3 个月后可停用吡嗪酰胺，再继续用异烟肼和利福平 7 个月。如系耐药菌株引起，则加用第 4 种药，链霉素或乙胺丁醇。若致病菌对利福平不耐药，则总疗程 9 个月已够；若对利福平耐药菌株引起者，则需要连续治疗 18～24 个月。由于中国人对异烟肼为快速代谢型，有人主张对成年患者加大每日剂量至 600～1200mg，但应注意保肝治疗，防止肝损害。

（三）加用糖皮质激素治疗

对病情严重、颅内压增高或已有脑疝形成、椎管阻塞、抗结核治疗后病情加重及合并结核瘤者，均宜加用糖皮质激素治疗。成人可用泼尼松 1mg/（kg・d）或地塞米松 10～20mg；儿童每日剂量为泼尼松 1～4mg/kg 体重或地塞米松 8mg（0.3～0.6mg/kg 体重）；上述剂量维持 3～6 周，再减量 2～3 周后停药。

（四）辅以鞘内注射

重症患者采用全身药物治疗的同时可辅以鞘内注射，可提高疗效，用地塞米松 5～10mg、α-糜蛋白酶 4000U、玻璃酸酶（透明质酸酶）1500U；每隔 2～3 天 1 次，注药宜缓慢；症状消失后每周 2 次，体征消失后 1～2 周 1 次，直至脑脊液检查正常，但脑脊液压力较高的患者慎用此法。

（五）渗透性利尿药

如有颅内压增高可选用渗透性利尿药，如 20% 甘露醇、甘油果糖或甘油盐水等，同时需要及时补充丢失的液体和电解质，保护肾脏和监测血浆渗透压。

六、预后

预后与病情的程度、入院时有无意识障碍、抗结核治疗迟早及患者的年龄有关；临床症状体征完全消失，脑脊液的细胞数、蛋白、糖和氯化物含量恢复正常是预后良好的指征。

第六节　脑寄生虫病

一、脑囊虫病

（一）概念

脑囊虫病是由猪带绦虫蚴虫（囊尾蚴）寄生脑组织形成包囊所致。50%～70%囊虫病患者可有中枢神经系统（CNS）受累。本病主要流行于东北、华北、西北和山东等地，是最常见的 CNS 寄生虫感染，也是症状性癫痫的常见病因。

（二）病因及发病机制

人是猪带绦虫（有钩绦虫）的终末宿主。常见传播途径是摄入带有虫卵污染的食物，或因不良卫生习惯，虫卵被摄入体内致病；少见原因为肛门-口腔转移的自身感染或者绦虫的节片逆行入胃，虫卵进入十二指肠内孵化逸出六钩蚴，蚴虫经血行播散发育成囊尾蚴，寄生在脑内。食用受感染的猪肉不能感染囊尾蚴，仅引起绦虫感染。

（三）病理

包囊为 5～10mm，有薄壁包膜，或呈多个囊腔。儿童最常见由数百个囊尾蚴组成的粟粒样包囊。脑膜包囊导致脑脊液中慢性淋巴细胞增多，脑实质中包囊内存活的蚴虫很少引起炎症，在感染后数年蚴虫死亡后才出现明显的炎症反应，并表现相应的临床症状。

（四）临床表现

根据包囊存在的位置分为脑实质型、蛛网膜型（或脑模型）、脑室型和脊髓型。最常见的表现是癫痫发作、高颅压所致头痛和视乳头水肿，以及脑膜炎症状和体征。

1．脑实质型

（1）全身性和部分性痫性发作：位于皮质的包囊。

（2）突然或缓慢出现偏瘫、感觉缺失、偏盲和失语。

（3）共济失调：小脑的包囊。

（4）痴呆：分布于额叶或颞叶等。

（5）急性弥漫性脑炎；罕见。

2．蛛网膜型

（1）头痛、交通性脑积水和脑膜炎：脑膜包囊破裂或死亡引起。

（2）阻塞性脑积水：包囊在基底池内。

（3）蛛网膜炎和蛛网膜下腔完全阻塞：脊髓蛛网膜受累。

3．脑室型

（1）阻塞性脑积水：第三和第四脑室内的包囊阻断脑脊液循环。

（2）布龙征：包囊在脑室腔内移动，产生球状活瓣作用，突然阻塞第四脑室正中孔，导致脑压突然增高，引起眩晕、呕吐、意识障碍和跌倒，即布龙征发作，少数没有任何前驱症状突然死亡。

（3）蛛网膜下腔粘连。

4．脊髓型

非常罕见，可在颈胸段出现硬膜外的损害。

（五）辅助检查

（1）血常规检查：嗜酸性粒细胞增多；

（2）CSF 检查：正常或有轻度的淋巴细胞增多（$<100\times10^6$ 个/d）和压力升高，严重脑膜炎病例 CSF 白细胞主要是单核细胞增多，蛋白质含量升高，糖降低。

（3）用 ELISA 和 Western 印迹法检测血清囊虫抗体常为阳性。

（4）头颅 CT 和 MRI：发现脑积水及被阻塞的部位，脑实质囊肿发生钙化后，CT 单个或多个钙化点，CT 平扫见包囊为小透亮区，增强扫描为弥散性或环形增强影。

（六）诊断及鉴别诊断

1．诊断

（1）曾居住在流行病区。

（2）有癫痫、脑膜炎或颅内压升高表现。

（3）血清囊虫抗体试验、皮下结节的囊虫活检和头部 CT、MRI 帮助诊断。

2．鉴别诊断

需与脑肿瘤、结核性脑膜炎等病因所致的癫痫鉴别。

（七）治疗

治疗猪绦虫及囊尾蚴。常用药物吡喹酮和阿苯哒唑。

（1）吡喹酮：广谱抗寄生虫药，成人总剂量为 300mg/kg，脑囊虫应先从小量开始，每日 200mg，分 2 次口服，根据用药反应逐渐加量，每日≤1g，达到总剂量即为 1 个疗程；囊虫数量少，病情较轻者，加量可较快；囊虫数量多，病情较重者，加量宜缓慢；2～3 个月后再进行第 2 疗程的治疗，共治疗 3～4 个疗程。

（2）阿苯哒唑（丙硫咪唑）：广谱抗寄生虫药，成人总剂量亦为 300mg/kg，与吡喹酮相似，从小量开始，逐渐加量，达到总剂量为 1 疗程；1 个月后再进行第 2 疗程，共治疗 3～4 个疗程。用抗寄生虫药物后，死亡的囊尾蚴可引起严重的急性炎症反应和脑水肿，导致颅内压急骤增高，并可引起脑疝，用药过程中必须严密监测，同时应给予皮质类固醇或脱水剂治疗。

（3）对单个病灶（尤其是脑室内者）手术摘除，有脑积水者行脑脊液分流术以缓解症状，有癫痫者可使用抗癫痫药物控制发作。

二、脑型血吸虫病

（一）概念

我国脑型血吸虫病多数由日本血吸虫引起，本病的流行区是长江中下游流域及南方 13 省。

（二）病因及发病机制

血吸虫卵由粪便污染水源，在中间宿主钉螺内孵育成尾蚴，人接触疫水后经皮肤或黏膜侵入人体，在门静脉系统发育为成虫，数月内产生血吸虫病的症状，或迁延至 1～2 年后出现临床表现，原发感染数年后还可复发。日本血吸虫寄居于肠系膜小静脉，异位于脑小静脉引起大脑损害，或经血液循环进入脑内，3%～5%中枢神经系统受累。

（三）病理

日本血吸虫易侵犯大脑皮质，引起脑实质细胞坏死和钙沉积，含有嗜酸性粒细胞和巨大细胞（肉芽肿）的炎性渗出物。

（四）临床表现

1．急性型

较少见，常暴发发病，脑膜脑炎表现如发热、头痛、意识模糊、嗜睡、昏迷、偏瘫、部分性及全身性痫性发作等。

2．慢性型

一般于感染后3～6个月发生，长者为1～2年，以慢性血吸虫脑病为主要表现，因虫卵所致肉芽肿形成，故临床常与肿瘤相似，出现颅内压升高症状如头痛、呕吐，以及局灶性、部分性及全身性神经系统损害体征；脊髓肉芽肿形成引起急性不完全性横贯性脊髓损害的症状和体征。

（五）辅助检查

急性型脑血吸虫病的外周血嗜酸性粒细胞、淋巴细胞均增多；如脑内肉芽肿病灶较大或脊髓损害引起部分性蛛网膜下腔阻塞，脑脊液压力升高；脑脊液有轻至中度淋巴细胞增多和蛋白质增高。CT和MRI可见脑和脊髓病灶。

（六）诊断

（1）患者来自血吸虫病疫区，有疫水接触史。

（2）胃肠不适史。

（3）血中嗜酸性粒细胞增多。

（4）粪便和尿液中检出血吸虫卵。

（5）血清学试验和直肠活检。

（七）治疗

（1）药物首选吡喹酮，它对人类的3种血吸虫（日本、埃及和曼氏血吸虫）感染都有效。常用2日疗法，每次剂量为10mg/kg，1天3次口服。急性病例需连服4天。

（2）口服皮质类固醇药物减轻脑水肿。

（3）癫痫可给予抗癫痫药物。

（4）巨大肉芽肿病灶行外科手术切除。

（5）蛛网膜下腔阻塞时常需用糖皮质激素治疗和行椎板切除减压术。

（八）预后

本病经治疗后预后较好。

三、脑棘球蚴病

（一）概念

脑棘球蚴病又称脑包虫病。是由细粒棘球绦虫的幼虫（棘球蚴）引起的颅内感染性疾病。本病主要见于畜牧地区。我国的西北、内蒙古、西藏、四川西部、陕西、河北等地均有散发。任何年龄都可罹患，农村儿童多见。

（二）发病机制及病理

细粒棘球绦虫寄生于狗科动物的小肠内，人、羊、牛、马和猪等为中间宿主。狗粪中的虫卵污染饮水和蔬菜后，人类误食被污染的食物而被感染。在人的十二指肠虫卵孵化成六钩蚴后，穿入门静脉，随血至肝、肺、脑等处，数月后发育成包虫囊肿。

两侧大脑半球的脑内包虫囊肿常单发，多位于大脑中动脉供血区，或小脑、脑室和颅底部。多数包虫于数年后死亡，囊壁钙化，少数包虫囊肿继续生长，形成巨大囊肿。

（三）临床表现及诊断

1. 临床表现

（1）常与脑肿瘤相似：如癫痫发作，头痛、呕吐、视乳头水肿等高颅压症状，或局灶性神经系统体征。

（2）病情缓慢进展，随脑内囊肿增大而病情逐渐加重。

2. 诊断

（1）头 CT 和 MRI：发现单一的非增强的、与脑脊液密度相当的类圆形囊肿。

（2）脑穿刺活检：一般不做，囊肿破裂可导致变态反应；囊肿未破裂时，嗜酸性粒细胞计数正常。

（3）血清学试验：60％～90％的感染者为阳性。

（四）治疗

（1）采取外科手术完全摘除囊肿，不宜穿破囊肿，否则引起过敏性休克和头节移植复发。

（2）阿苯哒唑：可使囊肿缩小、阻止过敏性反应和外科手术后的继发性棘球蚴病，剂量为每次400mg，每日 2 次，连用 30 天。或用吡喹酮治疗。

四、脑型肺吸虫病

（一）概念

脑型肺吸虫病是由卫氏并殖吸虫和墨西哥并殖吸虫寄生人体引起的疾病。我国华北、华东、西南、华南的 22 个省、区均有流行。

（二）发病机制

食用生的或未煮熟的水生贝壳类如淡水蟹或蝲蛄（均为肺吸虫的第二中间宿主）被感染，幼虫在小肠脱囊而出，穿透肠壁进入腹腔中移行，再穿过膈肌达肺内发育为成虫。成虫从纵隔沿颈内动脉周围软组织上行入颅，侵犯脑部。

（三）病理

脑实质内多房性小囊肿，呈隧道式破坏，多位于颞、枕、顶叶，邻近脑膜炎性粘连和增厚；镜下病灶内组织坏死和出血，坏死区多数虫体或虫卵。

（四）临床表现

（1）中枢神经系统：10％～15％肺吸虫病患者累及，发热、头痛、呕吐、部分性及全身性痫性发作、偏瘫、失语、共济失调、视觉障碍、视乳头水肿、精神症状和痴呆等。临床分为：急性脑膜炎型、慢性脑膜炎型、急性化脓性脑膜脑炎型、脑梗死型、癫痫型、亚急性进展性脑病型、慢性肉芽肿型（肿瘤型）和晚期非活动型（慢性脑综合征）等。

（2）脑脊液检查：急性期多形核细胞增多，慢性期以淋巴细胞增多为主；蛋白质和 γ-球蛋白增高，糖降低。周围性贫血、嗜酸性粒细胞增多、淋巴细胞增生、血沉加快和血 γ-球蛋白升高。血清学和皮肤试验阳性有助于诊断，根据痰液和粪便中查到虫卵确诊。脑 CT 脑室扩大和钙化。

（五）治疗

吡喹酮或硫双二氯酚治疗急性和亚急性脑膜脑炎。每次口服吡喹酮 10mg/kg，每日 3 次，总剂量为 120～150mg/kg；硫双二氯酚的成人剂量为 3g/d，儿童 50mg/（kg・d），分 3 次口服，10～15 天为 1 疗程，通常需重复治疗 2～3 疗程，疗程间隔为 1 个月。慢性肿瘤型需要外科手术治疗。

（六）预后

早期进展过程中，病死率达 5%～10%；晚期慢性肉芽肿形成则预后较好。

第七节　神经梅毒

一、概述

因梅毒苍白密螺旋体侵及脑膜、脑或脊髓所致的神经病变，称为神经梅毒。

二、临床表现

由于梅毒螺旋体侵入脑和脊髓的部位、时间不同，表现为无症状性梅毒、脑膜血管梅毒和脑实质性梅毒 3 种类型。

（1）无症状性神经梅毒：指有感染史，梅毒血清反应和脑脊液检查均异常，但无临床症状者。这种类型的发病率约占全部梅毒病例的 30%。无症状性神经梅毒在感染后 2 年内脑脊液异常达高峰，然后有 2 个后果：①发展成为有症状的神经梅毒，②感染逐渐好转，脑脊液恢复正常。

（2）脑膜血管梅毒：多半在原发感染后数月至数年发生。最常见的是在原发感染后 1 年内同时出现皮疹和脑膜症状。此期可有脑神经麻痹。脑膜感染可引起小血管炎、闭塞，局灶性神经体征。临床表现类似动脉硬化性脑卒中发作，突然发病，并逐步进展，出现偏瘫、交叉瘫或难以定位的多处损害。但发病前数周或数月常有头痛和人格改变。脑膜血管型梅毒，男性多于女性。脊膜血管型梅毒受累可出现横贯性脊髓炎表现。

（3）实质性梅毒：包括脑和脊髓实质梅毒。前者称为“麻痹性痴呆”，后者称为“脊髓痨”。罕有偏瘫、偏盲、视神经萎缩、动眼神经麻痹、腱反射消失、Babinski 征阳性等局灶神经损害的证据。

脊髓痨患者表现为下肢电击样或刀割样闪痛、进展性共济失调、腱反射消失、深感觉障碍及二便失禁。

神经系统检查可见下肢膝和跟腱反射消失、音叉震动觉和关节位置觉受损以及瞳孔异常。此外，还可有肌肉无力、萎缩、肌张力低、视神经萎缩和视力丧失，脑神经麻痹以及 Charcot 关节营养性改变。

三、诊断要点

（一）病史和体检

（1）临床上有不洁性生活史。

（2）有神经系统脑膜或局灶性神经损害症状和体征，或有多处难以一个部位定位的病损。

（二）实验室检查

1．脑脊液检查

脑脊液白细胞数在（2～3）$\times 10^8$ 个/L（200～300mm^3），以淋巴细胞为主，蛋白增高，糖和氯化物正常。

2．血清学检查

（1）非特异性（非苍白螺旋体）抗体试验：称为梅毒反应素试验，反应素是心磷脂、磷脂酰胆碱和胆固醇的复合物。该复合物作为抗原是原始的补体结合试验、华康反应、性病研究试验（venereal disease research laboratory，VDRL）和快速血浆反应素试验（rapid plasma regain，RPR）的基础，但特异性差。

（2）特异性抗体试验：有密螺旋体抗体荧光吸收试验（fluorescent treponemal antibody absorption，FTA-ABS）和密螺旋体微血凝试验（microhemaglution assay for treponema pallidum，MHA-TP）。血浆 FTA-ABS 阳性对诊断梅毒的特异性极高，但其阳性不能诊断是否活动性梅毒。

另外，FTA-ABS 的敏感性极高，不能用于脑脊液检查，这是因为采取脑脊液时，不能避免的外伤导致极微量血污染脑脊液（1mL 脑脊液中有血 0.8μL），即可造成脑脊液假阳性反应。因此，计算 MHA 指数和 HMA-IgG 指数能校正此偏差。因 MHA 和 MHA-IgG 指数只代表中枢神经系统产生的抗钩端螺旋体抗体，对诊断神经梅毒有更高的特异性。

MHA 指数＝CSF 的 MHA 滴度×清蛋白（mg/dL）/CSF 白蛋白（mg/dL）$\times 10^3$。

MHA-IgG 指数＝［MHA-IgG 滴度（CSF）/总 IgG（CSF）］÷［MHA-IgG 滴度（血清）/总 IgG（血清）］。

总之，神经梅毒的实验室诊断依据：①血清 RPR 和血清 FTA-ABS 或 MHA-TP 阳性；②脑脊液 VDRL 试验阳性；③CSF 白细胞增高，伴有或不伴有蛋白增高；④MHA 指数≥100，MHA-IgG 指数≥3。

（三）影像学检查

头颅 CT 和 MRI 对脑膜梅毒可见脑膜增强效应，对脑膜血管梅毒可见皮质下或皮质梗死。

四、治疗方案及原则

脑膜血管梅毒应当积极治疗，常用药物为大剂量青霉素。水溶性青霉素 G，1200 万～2400 万 U/d，静脉给药，共用 2 周。或 240 万 U 水溶性青霉素肌内注射，每日 1 次，合并用丙磺舒口服，每日 2g，共 2 周。

青霉素过敏者可使用四环素或红霉素，皆为 500mg，口服，每日 4 次，连续服用 4 周，或强力霉素 100mg，每日 4 次，共 4 周。

青霉素治疗可出现皮疹或全身性变态反应。大剂量青霉素治疗可出现 Jarisch-Herxheimer 反应。常发生在青霉素治疗后 1～2 小时。麻痹性痴呆和脊髓痨患者更常见。皮质类固醇激素的应用可预防该反应的发生。

治疗后应 3 个月查 1 次血清试验。在 6～12 个月后脑脊液检查仍异常，则需 2 年后再复查。如果 3 年后患者症状有改善，临床症状和体征无变化，脑脊液和血清试验正常，则神经系统检查和脑脊液检查可停止。

下列情况应再次治疗：①临床症状和体征恶化，而能排除其他原因所致者，特别是脑脊液白细胞增高持续不降低者；②在 6 个月后脑脊液白细胞计数仍不正常者；③血清或脑脊液 VDRL 试验不下降，或升高 4 倍，或首次治疗不满意的患者。

脑实质梅毒病者除做症状治疗外，亦应使用青霉素治疗。

第五章　运动障碍疾病

第一节　进行性核上性麻痹

进行性核上性麻痹又称 Steele-Richardson-Olszewski 综合征，是黑质致密部 DA 能神经元和网状部 GABA 能神经元均严重受损导致的运动障碍疾病。

一、诊断依据

（一）临床表现

进行性核上性麻痹（progressive supranuclear palsy，PSP）该病平均发病年龄为 55～70 岁，发病隐袭，男性稍多于女性。首发症状常为步态不稳和平衡障碍，常有跌倒。其次构音障碍，多为假性延髓性麻痹所致。患者可出现强直、少动和面肌张力增高使面部出现皱褶，表现为“惊奇”表情。

进行性核上性麻痹的典型表现是下视麻痹，对 PSP 的诊断具有特异性。大约 1/3 的患者有视物模糊、复视和眼部不适感。疾病初期眼球下视受限，出现双眼会聚不能和垂直眼震，检查眼球运动时出现齿轮样或跳跃式，眼球活动受限，眼球不自主固定注视某一点。

多数患者出现双侧较为对称的帕金森症状和运动障碍，而颈部肌张力异常出现颈部过伸位则是 PSP 的常见症状。患者还经常出现眼睑痉挛，同时伴或不伴眼睑失用。约半数的患者出现智能障碍。症状和体征呈慢性渐进性加重。

（二）辅助检查

头部 MRI 扫描显示中脑萎缩以及 T_2 加权像脑干被盖和顶盖弥漫性高信号，而 PD 和 SND 患者均未见到类似改变。PET 检查显示额叶皮质葡萄糖代谢率降低、纹状体 D_2 受体密度减少。但目前无确定的特征性改变。

（三）诊断标准及鉴别诊断

病史和体检结果对于 PSP 的临床诊断相当重要，但该病患者主诉的症状演变常缺乏系统性，而且症状多叠加在一起，早期诊断很困难。本病主要需与帕金森综合征，帕金森叠加综合征相鉴别。确诊需依据神经病理检查，临床诊断标准如下。

（1）可能是 PSP 必备指标：发病年龄≥40 岁，进行性加重，①垂直性核上性眼肌麻痹。或②上下视变慢及发病 1 年内出现明显的步态紊乱伴跌倒。①、②具备一项且不存在能解释上述症状的其他疾病。

（2）基本是 PSP 必备指标：发病年龄≥40 岁，慢性进行性加重。垂直性或核上性眼肌麻痹和发病 1 年内出现明显的步态紊乱伴跌倒。不存在能解释上述症状的其他疾病。

（3）确诊是 PSP 必备指标：临床上诊断可能是或基本是 PSP 者，经组织病理学检查证实符合典型病理改变。

二、治疗

无特殊治疗方法。PSP 涉及多种神经递质系统受损，采用神经递质替代疗法是临床治疗的基础。胆碱酯酶抑制药、毒扁豆碱、乙酰胆碱增强剂等未见明显疗效。有临床研究指出左旋多巴/卡比多巴、金刚烷胺、咪哆吡以及阿米替林对该病有效。结果表明小剂量阿米替林（10～40mg，每日 2 次）可以改善 PSP 患者的运动障碍等症状，但用药剂量应个体化，单药应用比联合应用副作用更小。也有学者认为联合服用左旋多巴和 5-羟色胺受体阻滞药有助于改善患者对左旋多巴治疗的效果。

三、预后

经尸检证实该病平均存活时间是 5～6.7 年，经临床诊断的病例中，平均存活 5.9～6.9 年，主要死于肺炎。

第二节 帕金森病

帕金森病又称帕金森综合征，以黑质多巴胺能神经元变性为病理基础，临床表现主要是静止性震颤、肌强直、运动迟缓和姿势步态异常等。65 岁以上老年人患病率约为 2%。

一、病因

（1）年龄老化是促发因素。

（2）环境因素：MPTP 以及环境中与 MPTP 分子结构类似的工业或农业毒素可能是重要的病因之一。

（3）遗传因素：已经发现多个与帕金森病发病有关的基因。

二、发病机制

多巴胺和乙酰胆碱是纹状体内功能相互拮抗的两种递质，共同调节基底节环路的功能。帕金森病由于黑质多巴胺能神经元变性，导致纹状体内多巴胺含量显著降低，乙酰胆碱系统功能相对亢进，导致运动障碍的临床表现。导致黑质多巴胺能神经元变性死亡的确切发病机制尚不清楚，可能与氧化应激、线粒体功能缺陷、蛋白质错误折叠和聚集、胶质细胞增生和炎症反应等有关。

三、病理

光镜下可见黑质神经元脱失，残留细胞中有路易小体形成，周围有胶质细胞增生。

四、临床表现

帕金森病多见于 50 岁以后发病，发病缓慢，逐渐进展。常自一侧上肢开始，逐渐扩展到同侧下肢、对侧上肢及下肢。患者早期以肢体震颤、强直和运动迟缓为主，中晚期可出现姿势和步态异常。帕金森病的临床表现包括运动障碍（静止性震颤、肌强直、运动迟缓以及姿势步态异常）和非运动症状（自主神经损伤和认知障碍等）。静止性震颤、肌强直、运动迟缓以及姿势步态异常被认为是帕金森病的“核心体征”。

（1）震颤：以静止性震颤为主，部分伴有姿势性和动作性震颤。震颤频率为 4～6Hz。多自肢体远端开始。手部可表现为规律性的手指屈曲和拇指的“搓丸样”对掌动作。震颤在肢体静止放松时明显，随意运动时可减轻。部分患者震颤可累及下颌、口、唇、舌及头部等。

（2）肌强直：伸肌和屈肌张力均增高，呈“铅管样肌强直”；合并震颤时表现为“齿轮样肌强直”，即伸屈肢体时感到持续阻力伴有断续的停顿感。严重肌强直可导致腰痛、关节痛、肢体疼痛等，容易误诊为骨关节病。

（3）运动迟缓和运动减少：这是容易忽略的表现。是否有随意运动的减少和迟缓对于帕金森病的诊断是关键点。患者日常生活中经常做的一些动作出现缓慢。行走中的肢体联带动作减少，精细动作困难。写字出现越写越小的“写字过小征”。面部表情减少、瞬目动作少、双眼凝视，呈“面具脸”。出现言语缓慢、声调低沉，吞咽缓慢、困难等。

（4）自主神经功能障碍：常有便秘、尿频、排尿不畅，以后可出现尿失禁及性功能障碍。中晚期患者可出现直立性低血压表现，汗液分泌异常，头面部皮脂分泌增多。

（5）精神障碍和认知功能障碍：多数患者合并抑郁。中晚期患者出现认知障碍，部分患者合并痴呆，以皮质下痴呆为主。

五、辅助检查

采用 SPECT 和 PET 等功能影像方法有助于帕金森病的诊断、鉴别诊断等，示踪剂包括多巴胺受体示踪剂和多巴胺转运体示踪剂等。头 MRI 检查则有助于本病与帕金森综合征鉴别诊断。

六、诊断与鉴别诊断

（一）诊断

帕金森病的诊断需根据病史、是否具有核心症状和体征等综合分析判断，需要排除其他帕金森综合征等，临床诊断的准确性为70%～80%，必要时结合功能影像方法可以提高准确度。诊断的要点包括：中老年以后隐袭发病、缓慢进展，具有静止性震颤、肌强直、运动迟缓和姿势反射异常等表现（一般需具有上述 4 项中的 2 项或 2 项以上），病史中无脑炎、中毒、脑血管病、脑外伤、服用抗精神病药物史等。

（二）鉴别诊断

1．继发性帕金森综合征

有明确的病因，如药物、中毒、感染、外伤和脑卒中等。

（1）药物性：与帕金森病在临床上表现很难区别，重要的是有无吩噻嗪类、丁酰苯类、利血平、锂剂、α-甲基多巴、甲氧氯普胺、氟桂利嗪等用药史。

（2）中毒性：以一氧化碳和锰中毒较为多见，其他有 MPTP、甲醇、汞、氰化物等。

（3）脑炎后：甲型脑炎、乙型脑炎在病愈期也可能呈现帕金森综合征。

（4）外伤性：在频繁遭受脑震荡的患者中较多见。

（5）血管性。

2．帕金森叠加综合征

（1）多系统萎缩：又称多系统变性，病变累及基底节、脑桥、橄榄、小脑和自主神经系统，临床上除具有帕金森病的锥体外系症状外，尚有小脑系统、锥体系统及自主神经系统损害的多种临床表现。而且绝大多数患者对左旋多巴反应不敏感。

（2）进行性核上性麻痹（PSP）：表现为步态姿势不稳、平衡障碍、易跌倒、构音障碍、核上性眼肌麻痹、运动迟缓和肌强直。

（3）皮质基底节变性：除表现为肌强直、运动迟缓、姿势不稳、肌阵挛外，尚可表现为皮质复合感觉消失、一侧肢体失用、失语和痴呆等皮质损害症状。

七、治疗

目前，在帕金森病的各种治疗方法中仍以药物治疗最为有效。①掌握好用药时机，若疾病影响患者的日常生活和工作能力时可进行药物治疗；②坚持“细水长流，不求全效”的用药原则。

（一）药物治疗

通过维持纹状体内乙酰胆碱和多巴胺两种神经递质的平衡，使临床症状得以改善。

（1）抗胆碱药：适于震颤突出且年龄较轻的患者。常用药物为安坦，青光眼和前列腺肥大者禁用。长期使用抗胆碱药物可影响记忆功能，对老年患者尤应引起注意。

（2）金刚烷胺：适用于轻症患者。

（3）多巴胺替代疗法：可补充黑质纹状体内多巴胺的不足，是帕金森病最重要的治疗方法。由于多巴胺不能透过血脑屏障，采用替代疗法补充其前体左旋多巴，当左旋多巴进入脑内被多巴胺能神经元摄取后脱羧转化为多巴胺而发挥作用。复方左旋多巴是由左旋多巴和外周多巴胺脱羧酶抑制剂组成。长期（5～12年）服用左旋多巴出现的主要并发症有症状波动、运动障碍（异动症）。①症状波动，疗效减退或剂末恶化，即每次用药有效时间缩短，症状随血药浓度发生规律性波动。开关现象，即症状在突然缓解（开期）与加重（关期）间波动。②异动症：又称运动障碍，表现为舞蹈症或手足徐动样不自主运动、肌强直或肌阵挛，可累及头面部、四肢和躯干，有时表现为单调刻板的不自主动作或肌张力障碍。

（4）多巴胺受体激动剂：多巴胺受体激动剂通过直接刺激突触后膜多巴胺受体而发挥作用。常用药物有溴隐亭、培高利特、吡贝地尔和普拉克索等。

（5）单胺氧化酶B抑制剂：可阻止多巴胺降解，增加脑内多巴胺含量，常用药为司来吉米。

（6）儿茶酚-氧位-甲基转移酶抑制剂：通过抑制左旋多巴在外周代谢，维持左旋多巴血浆浓度的稳定。该类药物单独使用无效，需与多巴丝肼或息宁等合用方可增强疗效，减少症状波动反应。常用的有托卡朋、恩托卡朋。

（二）其他治疗

（1）外科治疗：目前开展的手术有苍白球毁损术、丘脑毁损术、脑深部电刺激术等。

（2）细胞移植治疗及基因治疗。

（3）康复治疗。

第三节　小舞蹈病

小舞蹈病又称风湿性舞蹈病或Sydenham舞蹈病，由Sydenham首先描述，是风湿热在神经系统的常见表现。本病多见于儿童和青少年，其临床特征为不自主的舞蹈样动作、肌张力降低、肌力减弱、自主运动障碍和情绪改变。本病可自愈，但复发者并不少见。

一、病因与发病机制

本病的发病与 A 型 β-溶血性链球菌感染有关。属自体免疫性疾病。约 30%的病例在风湿热发作或多发性关节炎后 2～3 个月发病，通常无近期咽痛或发热史，部分患者咽拭子培养 A 型溶血性链球菌阳性；血清可检出抗神经元抗体，与尾状核、丘脑底核等部位神经元抗原起反应，抗体滴度与本病的转归有关，提示可能与自身免疫反应有关。本病好发于围青春期，女性多于男性，一些患者在怀孕或口服避孕药时复发，提示与内分泌改变也有关系。

二、病理

病理改变主要是黑质、纹状体、丘脑底部及大脑皮质可逆性炎性改变和神经细胞弥漫性变性，神经元丧失和胶质细胞增生。有的病例可见散在动脉炎、栓塞性小梗死。90%的尸解病例可发现风湿性心脏病证据。

三、临床表现

1. 发病年龄及性别

发病年龄多在 5～15 岁，女多于男，男女之比约为 1∶2。

2. 发病形式

大多数为亚急性或隐袭发病，少数可急性发病。大约 1/3 的病例舞蹈症状出现前 2～6 个月或更长的时间内有 β-溶血性链球菌感染史，曾有咽喉肿痛、发热、多关节炎、心肌炎、心内膜炎、心包炎、皮下风湿结节或紫癜等临床症状和体征。

3. 早期症状

早期症状常不明显，不易被察觉。患儿表现为情绪不稳、焦虑不安、易激动、注意力分散、学习成绩下降、动作笨拙、步态不稳、手中物品时常坠落，行走摇晃不稳等。其后症状日趋明显，表现为舞蹈样动作和肌张力改变等。

4. 舞蹈样动作

常常可急性或隐袭出现，常为双侧性，可不规则，变幻不定，突发骤止，约 20%患者可偏侧或甚至更为局限。在情绪紧张和做自主运动时加重，安静时减轻，睡眠时消失。常在 2～4 周内加重，3～6 个月内自行缓解。

（1）面部最明显，表现挤眉、弄眼、撅嘴、吐舌、扮鬼脸等，变幻莫测。

（2）肢体表现为一种快速的不规则无目的的不自主运动，常起于一肢，逐渐累及一侧或对侧，上肢比下肢明显，上肢各关节交替伸直、屈曲、内收等动作，下肢步态颠簸、行走摇晃、易跌倒。

（3）躯干表现为脊柱不停地弯、伸或扭转，呼吸也可变得不规则。

（4）头颈部的舞蹈样动作表现为摇头耸肩或头部左右扭转。伸舌时很难维持，舌部不停地扭动，软腭或其他咽肌的不自主运动可致构音、吞咽障碍。

5. 体征

（1）肌张力及肌力减退，膝反射常减弱或消失。肢体软弱无力，与舞蹈样动作、共济失调一起构成小舞蹈病的三联征。

（2）旋前肌征：由于肌张力和肌力减退导致当患者举臂过头时，手掌旋前。

（3）舞蹈病手姿：当手臂前伸时，因张力过低而呈腕屈、掌指关节过伸，伴手指弹钢琴样小幅舞动。

（4）挤奶妇手法，或称盈亏征：若令患者紧握检查者第 2、第 3 手指时，检查者能感到患者的手时紧时松，握力不均，时大时小。

（5）约 1/3 患者会有心脏病征，包括风湿性心肌炎、二尖瓣回流或主动脉瓣关闭不全。

6．精神症状

可有失眠、躁动、不安、精神错乱、幻觉、妄想等精神症状，称为躁狂性舞蹈病。有些病例精神症状可与躯体症状同样显著，以致呈现舞蹈性精神病。随着舞蹈样动作消除，精神症状很快缓解。

四、辅助检查

（1）血清学检查：白细胞增加，血沉加快，C-反应蛋白效价提高，黏蛋白增多，抗链球菌溶血素“O”滴度增加；由于小舞蹈病多发生在链球菌感染后 2～3 个月，甚至 6～8 个月，故不少患者发生舞蹈样动作时链球菌血清学检查常为阴性。

（2）咽拭培养：检查可见 A 型溶血型链球菌。

（3）脑电图：无特异性，常为轻度弥漫性慢活动。

（4）影像学检查：部分患者头部 CT 可见尾状核区低密度灶及水肿，MRI 显示尾状核、壳核、苍白球增大，T_2 加权像显示信号增强，PET 可见纹状体呈高代谢改变，但症状减轻或消失后可恢复正常。

五、诊断

凡学龄期儿童有风湿病史和典型舞蹈样症状，结合实验室及影像学检查通常可以诊断。

六、鉴别诊断

1．小舞蹈病

（1）病因：风湿性。

（2）发病年龄：大多数为 5～15 岁。

（3）临床特征：全身或偏侧不规则舞蹈，动作快；肌张力低、肌力减退；情绪不稳定，性格改变；可有心脏受损征象。

（4）治疗：抗链球菌感染（青霉素）；肾上腺皮质激素；氟哌啶醇、氯丙嗪、苯巴比妥。

2．亨廷顿病

（1）病因：常染色体显性遗传。

（2）发病年龄：30 岁以后。

（3）临床特征：全身舞蹈、手足徐动、动作较慢；进行性痴呆。

（4）治疗：氯丙嗪、氟哌啶醇。

3．肝豆状核变性

（1）病因：遗传性铜代谢障碍。

（2）发病年龄：儿童、青少年。

（3）临床特征：偏侧舞蹈样运功；角膜 K-F 色素环；精神障碍；肝脏受损征。

（4）治疗：排铜 D-青霉胺口服硫酸锌减少铜吸收。

4．偏侧舞蹈症

（1）病因：脑卒中、脑瘤。

（2）发病年龄：成年。

（3）临床特征：有不完全偏瘫。

（4）治疗：治疗原发病；对症用氟哌啶醇。

七、治疗

（一）一般处理

急性期应卧床休息，保持环境安静，避免强光或其他刺激，给予足够的营养支持。

（二）病因治疗

确诊本病后，无论病症轻重，均应使用青霉素或其他有效抗生素治疗，10～14 天为 1 疗程。同时给予水杨酸钠或泼尼松，症状消失后再逐渐减量至停药，目的是最大限度地防止或减少本病复发，并控制心肌炎、心瓣膜病的发生。

（1）抗生素：青霉素：首选 40 万～80 万 U，每日 1～2 次，2 周 1 疗程，也可用红霉素、头孢菌素类药物治疗。

（2）阿司匹林：0.1～1.0g，每日 4 次，小儿按 0.1g/kg 计算，症状控制后减量，维持 6～12 周。

（3）激素：风湿热症状明显时，泼尼松每日 10～30mg，分 3～4 次口服。

（三）对症治疗

（1）首选氟哌啶醇 0.5mg 开始，每日口服 2～3 次，以后逐渐加量。

（2）氯丙嗪：12.5～50mg，每日 2～3 次。

（3）苯巴比妥：0.015～0.03g，每日 2～4 次。

（4）地西泮：2.5～5mg，每日 2～4 次。

八、预后

本病预后良好，可完全恢复而无任何后遗症状，大约 20%的病例死于心脏并发症，35%的病例数月或数年后复发。个别病例舞蹈症状持续终生。

第四节　肝豆状核变性

一、概述

肝豆状核变性又称 Wilson 病（WD），是以铜代谢障碍为特征的常染色体隐性遗传病。由于 WD 基因（位于 $13q^{14.3}$）编码的蛋白（ATP7B 酶）突变，导致血清铜蓝蛋白合成不足以及胆管排铜障碍，血清自由态铜增高，并在肝、脑、肾等器官沉积，出现相应的临床症状和体征。本病好发于青少年，临床表现为铜代谢障碍引起的肝硬化、基底节变性等多脏器病损。该病是全球性疾病，世界范围的患病率约为 30/100 万，我国的患病率及发病率远高于欧美。

二、临床表现

（1）肝症状：以肝病作为首发症状者占 40%～50%，儿童患者约 80%发生肝脏症状。肝脏受累程度和临床表现存在较大差异，部分患者表现为肝炎症状，如倦怠、乏力、食欲不振，或无症状的转氨酶持续增高；大多数患者表现为进行性肝大，继而进展为肝硬化、脾大、脾功能亢进，出现黄疸、腹腔积液、食管静脉曲张及上消化道出血等；一些患儿表现为暴发性肝衰竭伴有肝铜释放入血而继发的 Coomb 阴性溶血性贫血。也有不少患者并无肝大，甚至肝缩小。

（2）神经系统症状：以神经系统症状为首发的患者占 40%～59%，其平均发病年龄比以肝病首发者晚 10 年左右。铜在脑内的沉积部位主要是基底节区，故神经系统症状突出表现为锥体外系症状。最常见的症状是以单侧肢体为主的震颤，逐渐进展至四肢，震颤可为意向性、姿位性或几种形式的混合，震幅可细小或较粗大，也有不少患者出现扑翼样震颤。肌张力障碍常见，累及咽喉部肌肉可导致言语不清、语音低沉、吞咽困难和流涎；累及面部、颈、背部和四肢肌肉引起动作缓慢僵硬、起步困难、肢体强直，甚至引起肢体或（和）躯干变形。部分患者出现舞蹈样动作或指划动作。WD 患者的少见症状是周围神经损害、括约肌功能障碍、感觉症状。

（3）精神症状：精神症状的发生率为 10%～51%。最常见为注意力分散，导致学习成绩下降、失学。其余还有：情感障碍，如暴躁、欣快、兴奋、淡漠、抑郁等；行为异常，如生活懒散、动作幼稚、偏执等，少数患者甚至自杀；还有幻觉、妄想等。极易被误诊为精神分裂症、躁狂抑郁症等精神疾病。

（4）眼部症状：具有诊断价值的是铜沉积于角膜后弹力层而形成的 Kayser-Fleischer（K-F）环，呈黄棕色或黄绿色，以角膜上、下缘最为明显，宽 1.3mm 左右，严重时呈完整的环形。应行裂隙灯检查予以肯定和早期发现。7 岁以下患儿此环少见。

（5）肾症状：肾功能损害主要表现为肾小管重吸收障碍，出现血尿（或镜下血尿）、蛋白尿、肾性糖尿、氨基酸尿、磷酸盐尿、尿酸尿、高钙尿。部分患者还会发生肾钙质沉积症和肾小管性酸中毒。持续性氨基酸尿可见于无症状患者。

（6）血液系统症状：主要表现为急性溶血性贫血，推测可能与肝细胞破坏致铜离子大量释放入血，引起红细胞破裂有关。还有继发于脾功能亢进所致的血小板、粒细胞、红细胞减少，以鼻、齿龈出血、皮下出血为临床表现。

（7）骨骼肌肉症状：2/3 的患者出现骨质疏松，还有较常见的是骨及软骨变性、关节畸形、X 形腿或 O 形腿、病理性骨折、肾性佝偻病等。少数患者发生肌肉症状，主要表现为肌无力、肌痛、肌萎缩。

（8）其他：其他病变包括：皮肤色素沉着、皮肤黝黑，以面部和四肢伸侧较为明显；鱼鳞癣、指甲变形。内分泌紊乱如葡萄糖耐量异常、甲状腺功能低下、月经异常、流产等。少数患者可发生急性心律失常。

三、诊断要点

（一）诊断

任何患者，特别是 40 岁以下者发现有下列情况应怀疑 WD，需进一步检查。

（1）其他病因不能解释的肝脏疾病、持续血转氨酶增高、持续性氨基酸尿、暴发性肝炎合并溶血性贫血。

（2）其他病因不能解释的神经系统疾病，特别是锥体外系疾病；精神障碍。

（3）家族史中有相同或类似疾病的患者，特别是先证者的近亲，如同胞、堂或姨兄弟姐妹等。

（二）鉴别诊断

对疑似患者应进行下列检查，以排除或肯定 WD 的诊断。

1．实验室检查

对所有疑似患者都应进行下列检查。

（1）血清铜蓝蛋白（ceruloplasmin，CP）：CP 降低是诊断 WD 的重要依据之一。成人 CP 正常值为 270～370mg/L（27～37mg/dL），新生儿的血清 CP 为成人的 1/5，此后逐年增长，至 3～6 岁时达到成人水平。96%～98%的 WD 患者 CP 降低，其中 90%以上显著降低（0.08g/L 以下），甚至为零。杂合子的 CP 值多在 0.10～0.23g/L，但 CP 正常不能排除该病的诊断。

（2）尿铜：尿铜增高也是诊断 WD 的重要依据之一。正常人每日尿铜排泄量为 0.047～0.55μmol/24h（3～35μg/24h）。未经治疗的 WD 患者尿排铜量可略高于正常人甚至达正常人的数倍至数十倍，少数患者也可正常。

（3）肝铜量：肝铜测定是诊断 WD 最重要的生化证据，但肝穿为创伤性检查，目前尚不能作为常规的检测手段。

（4）血清铜：正常成人血清铜为 11～22μmol/L（70～140μg/dL），90%的 WD 患者血清铜降低，<9.4μmol/L（60μg/dL）有诊断价值。需注意，肾病综合征、严重营养不良和失蛋白肠病也出现血清铜降低。

2．影像学检查

颅脑 CT 多显示双侧对称的基底节区、丘脑密度减低，多伴有不同程度的脑萎缩。MRI 多于基底节、丘脑、脑干等处出现长 T_1、长 T_2 异常信号，约 34%伴有轻至中度脑萎缩，以神经症状为主的患者 CT 及 MRI 的异常率显著高于以肝症状为主的 WD 患者。影像学检查虽无定性价值，但有定位及排除诊断的价值。

（三）诊断标准

（1）肝、肾病史：肝、肾病征和（或）锥体外系病征。

（2）铜生化异常：主要是 CP 显著降低（<0.08g/L）；肝铜增高（237.6μg/g 肝干重）；血清铜降低（<9.4μmol/L）；24 小时尿铜增高（>1.57μmol/24h）。

（3）角膜 K-F 环阳性。

（4）阳性家族史。

（5）基因诊断。

符合（1）、（2）、（3）或（1）、（2）、（4）可确诊 WD；符合（1）、（3）、（4）而 CP 正常或略低者为不典型 WD（此种情况少见）；符合上述（1）～（4）条中的 2 条，很可能是 WD［若符合（2）、（4）可能为症状前患者］，此时可参考脑 MRI 改变、肝脏病理改变、四肢骨关节改变等。

基因诊断虽然是金标准，但因 WD 的突变已有 200 余种，因此，基因检测目前仍不能作为常规检测方法。

四、治疗方案及原则

（一）治疗目的

（1）排除积聚在体内组织过多的铜。

（2）减少铜的吸收，防止铜在体内再次积聚。

（3）对症治疗，减轻症状，减少畸形的发生。

（二）治疗原则

1．早期和症状前治疗

越早治疗越能减轻或延缓病情发展，尤其是症状前患者。同时应强调本病是唯一有效治疗的疾病，但应坚持终身治疗。

2．药物治疗

（1）螯合剂：①右旋青霉胺（D-penicillamine，商品名 cuprimine、depen），是首选的排铜药物，尤其是以肝脏症状为主者。以神经症状为主的患者服用青霉胺后 1～3 个月内症状可能恶化，而且有 37%～50%的患者症状会加重，且其中又有 50%不能逆转。使用前需行青霉素皮试，阴性者方可使用。青霉胺用作开始治疗时剂量为 15～25mg/kg，宜从小剂量开始，逐渐加量至治疗剂量。然后根据临床表现和实验室检查指标决定逐渐减量至理想的长期维持剂量。本药应在进餐前 2 小时服用。青霉胺促进尿排铜效果肯定，10%～30%的患者发生不良反应。青霉胺的副作用较多，如发热、皮疹、胃肠道症状、多发性肌炎、肾病、粒细胞减少、血小板降低、维生素 B_6 缺乏、自身免疫疾病（类风湿性关节炎和重症肌无力等）。补充维生素 B_6 对预防一些不良反应有益。②曲恩汀或三乙撑四胺双盐酸盐：本药排铜效果不如青霉胺，但副作用低于青霉胺。250mg，每日 4 次，于餐前 1 小时或餐后 2 小时服用。本药最适合用于不能使用青霉胺的 WD 患者。但国内暂无供应。③其他排铜药物：包括二巯基丙醇（BAL，因副作用大已少用）、二巯基丁二酸钠（Na-DMS）、二巯基丁二酸胶囊、二巯基丙磺酸钠等重金属离子螯合剂。

（2）阻止肠道对铜吸收和促进排铜的药物：①锌制剂，锌制剂的排铜效果低于和慢于青霉胺，但不良反应低，是用于 WD 维持治疗和症状前患者治疗的首选药物；也可作为其他排铜药物的辅助治疗。常用的锌剂有硫酸锌、醋酸锌、甘草锌、葡萄糖酸锌等。锌剂应饭后服药，副作用有胃肠道刺激、口唇及四肢麻木、烧灼感。锌剂（以醋酸锌为代表）的致畸作用被 FDA 定为 A 级，即无风险。②四硫钼酸胺，该药能在肠道内与蛋白和铜形成复合体排出体外，可替代青霉胺用作开始驱铜治疗，但国内无药。

（3）对症治疗：非常重要，应积极进行。神经系统症状，特别是锥体外系症状、精神症状、肝病、肾病、血液和其他器官的病损，应给予相应的对症治疗。脾大合并脾功能亢进者，特别是引起血液三种系统都降低者应行脾切除手术；对晚期肝衰竭患者肝移植是唯一有效的治疗手段。

3．低铜饮食治疗

避免摄入高铜食物，如贝类、虾蟹、动物内脏和血、豆类、坚果类、巧克力、咖啡等，勿用铜制炊具；可给予高氨基酸或高蛋白饮食。

参考文献

[1] 魏玉香. 神经系统疾病中医治疗与康复[M]. 北京：中国中医药出版社，2020.
[2] 孙洁，宋桂芹，朱菊，清何霞. 神经康复医学理论与实践[M]. 北京：科学技术文献出版社，2018.
[3] 张云书. 神经系统疾病诊疗与康复[M]. 北京：科学技术文献出版社，2018.
[4] 王文春. 神经康复的理论与治疗实践[M]. 北京：科学技术文献出版社，2017.
[5] 张纯伟，赵军，闽锋. 常见神经系统疾病诊疗与康复措施[M]. 北京：科学技术文献出版社，2017.
[6] 陈红霞. 神经系统疾病功能障碍中西医康复[M]. 北京：人民卫生出版社，2016.
[7] 李渤，杜平，李恩耀. 神经病学[M]. 武汉：华中科技大学出版社，2019.
[8] 李艳丽，张亚娟，郭森. 神经内科疾病诊断与治疗[M]. 北京：中国纺织出版社，2020.
[9] 李秋菊，赵倩. 神经内科常见疾病诊断与治疗[M]. 上海：上海科学技术文献出版社，2020.
[10] 胡春荣. 神经内科常见疾病诊疗要点[M]. 北京：中国纺织出版社，2022.
[11] 周焜. 神经外科常见病症临床诊治[M]. 北京：中国纺织出版社，2020.
[12] 刘书范. 临床实用神经内科学[M]. 北京：中国纺织出版社，2018.
[13] 王茂斌. 康复医学[M]. 北京：中国协和医科大学出版社，2019.
[14] 丁宁，卢姗，顾兵. 常见疾病的预防与康复[M]. 南京：东南大学出版社，2019.
[15] 石学敏. 中华康复大全[M]. 北京：中国医药科技出版社，2019.
[16] 冷军，刘天玉，邢秋娟，邱志勇. 实用临床康复医学[M]. 北京：中国纺织出版社，2019.
[17] 杨毅，胡德. 康复医学导论[M]. 北京：中国医药科技出版社，2019.
[18] 张宏著. 康复医学[M]. 北京：中国中医药出版社，2017.
[19] 赵娜，吴铮，王晓红. 精神心理疾病临床诊治与康复护理[M]. 北京：中国纺织出版社，2022.
[20] 肖文冲，蒋宗伦，郭新荣. 中国传统康复技术[M]. 武汉：华中科技大学出版社，2018.
[21] 崔剑平. 中国传统康复技术[M]. 武汉：华中科技大学出版社，2018.
[22] 杨少华，张秀花. 康复医学[M]. 北京：中国医药科技出版社，2016.
[23] 刘玉臻. 临床中医综合诊疗与康复[M]. 北京：科学技术文献出版社，2019.
[24] 樊书领，钟柳明，朱钦辉. 神经内科疾病诊疗与康复[M]. 开封：河南大学出版社，2021.
[25] 孙洁，宋桂芹，朱菊清. 神经康复医学理论与实践[M]. 北京：科学技术文献出版社，2018.
[26] 方磊. 中医康复治疗学[M]. 北京：中国中医药出版社，2022.
[27] 肖晓华. 实用中医康复诊疗实践[M]. 北京：科学技术文献出版社，2019.
[28] 于秉伦，王成喜. 实用临床中医康复[M]. 北京：中医古籍出版社，2016.
[29] 唐强，王玲姝. 中医康复辨治思路与方法[M]. 北京：科学出版社，2018.
[30] 赵永康. 中医康复学[M]. 北京：科学出版社，2018.
[31] 蔡定芳. 病证结合神经病学 [M]. 上海：上海科学技术出版社，2020.